Assisteren in beeld

In de oorspronkelijke uitgave van *Assisteren in beeld* was een cd-rom toegevoegd met aanvullend digitaal materiaal. Vanaf deze editie is dit aanvullende materiaal vindbaar op:

http://extras.springer.com

Vul op deze website in het zoekveld *Search ISBN* het ISBN van het boek in:
978-90-313-4646-2.
Let op: het is belangrijk om precies deze schrijfwijze aan te houden, dus met tussenstreepjes.

Overal waar in deze uitgave verwezen wordt naar de cd-rom, wordt bovenstaande website extras.springer.com bedoeld.

Assisteren in beeld

D.M. Voet

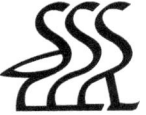

Bohn Stafleu van Loghum
Houten 2006

© Bohn Stafleu van Loghum, 2006

Alle rechten voorbehouden. Niets uit deze uitgave mag worden verveelvoudigd, opgeslagen in een geautomatiseerd gegevensbestand, of openbaar gemaakt, in enige vorm of op enige wijze, hetzij elektronisch, mechanisch, door fotokopieën of opnamen, hetzij op enige andere manier, zonder voorafgaande schriftelijke toestemming van de uitgever.

Voor zover het maken van kopieën uit deze uitgave is toegestaan op grond van artikel 16b Auteurswet 1912 j° het Besluit van 20 juni 1974, Stb. 351, zoals gewijzigd bij het Besluit van 23 augustus 1985, Stb. 471 en artikel 17 Auteurswet 1912, dient men de daarvoor wettelijk verschuldigde vergoedingen te voldoen aan de Stichting Reprorecht (Postbus 3051, 2130 KB Hoofddorp). Voor het overnemen van (een) gedeelte(n) uit deze uitgave in bloemlezingen, readers en andere compilatiewerken (artikel 16 Auteurswet 1912) dient men zich tot de uitgever te wenden.

Samensteller(s) en uitgever zijn zich volledig bewust van hun taak een betrouwbare uitgave te verzorgen. Niettemin kunnen zij geen aansprakelijkheid aanvaarden voor drukfouten en andere onjuistheden die eventueel in deze uitgave voorkomen.

ISBN 90 313 4646 2
NUR 891

Omslagontwerp: Mariël Lam, Woerden
Ontwerp binnenwerk: Studio Bassa, Culemborg
Fotografie: Dorothé Voet, Malden
Automatische opmaak: PrePress, Zeist

Basiswerk AG staat onder redactie van
H. Elling (AA)
J. van Amerongen (DA)
A. Reiffers (DA)

Bohn Stafleu van Loghum
Het Spoor 2
Postbus 246
3990 GA Houten

www.bsl.nl

Distributeur in België:
Standaard Uitgeverij
Mechelsesteenweg 203
2018 Antwerpen

www.standaarduitgeverij.be

Woord vooraf

Het beroep tandartsassistente is reeds sinds lange tijd een begrip binnen de tandheelkundige professie. In het telefoonloze tijdperk was de tandartsassistente doorgaans functioneel als ondersteuning van de tandarts bij het klaarmaken van amalgaam, reiniging van de instrumenten en het voeren van een beperkte patiëntenadministratie. Van werkzaamheden aan de stoel was nauwelijks sprake; niet op assisterend niveau, laat staan op het niveau van het zelfstandig (deel)behandelingen uitvoeren.
Anno 2006 heeft een tandartsassistente niet alleen een ondersteunende taak, maar is de functie uitgegroeid tot die van een *onmisbare beroepskracht* in de tandartspraktijk.
Een van de oorzaken hiervan is de veelheid aan nieuwe tandheelkundige behandelmogelijkheden die vaak een complexe vertaling hebben naar het handelen van de assistente. Ook de trend om tandheelkundige zorg aan te bieden in grote behandelteams, de noodzaak van timemanagement door toename van het aantal patiënten met een eigen gebit en wijzigingen in de recente wetgeving zoals het invoeren van de Wet BIG zijn bepalend in de huidige veelomvattende taakstelling van de tandartsassistente.

Voor de hedendaagse taakomschrijving voor de tandartsassistente is het mogelijk gebruik te maken van het Kwalificatiedossier Tandartsassistent van het Kenniscentrum OVDB (februari 2005). Daarin worden de volgende *kerntaken* van de tandartsassistente genoemd:
1 ontvangen en introduceren van de zorgvrager;
2 voorlichten en adviseren;
3 assisteren bij tandheelkundige behandelingen;
4 uitvoeren van (deel)behandelingen in het kader van tandheelkundige zorg;
5 organiseren van werkprocessen.

In de reeks *Basiswerken voor de assistent* richt dit deeltje zich op kerntaak 3 van de tandartsassistente: assisteren bij tandheelkundige behandelingen.
Om voldoende te zijn toegerust voor het assisteren aan de stoel biedt deze uitgave basale theoretische ondersteuning. Het bevat verschillende delen die tezamen een indruk geven van de tandheelkunde in het algemeen en de tandheelkundige praktijk in het bijzonder.

De keuze voor beeldmateriaal met aanvullende tekst is ingegeven door de algemeen waarneembare verschuiving naar kennisoverdracht aan de hand van beelden in plaats van tekst. Met deze uitgave wordt derhalve een optimaal bereik beoogd van de aangeboden kennis voor tandartsassistenten in opleiding.

Ten slotte een hartelijk woord van dank aan het ROC-Nijmegen sector Zorg en Welzijn en de Academische Kliniek Mondzorg Arnhem voor hun toestemming en welwillende medewerking bij de realisatie van het beeldmateriaal voor deze publicatie.

Dorothé Voet
Malden, zomer 2006

Inhoud

Woord vooraf 5

DEEL I
BASISTHEORIE TANDHEELKUNDE

1	**Het gebit**	13
1.1	Inleiding	13
1.2	Benoeming van de gebitselementen	14
1.2.1	Benoeming met behulp van afkortingen	14
1.2.2	Benoeming met behulp van cijfers	15
1.3	Bouw van het gebit	16
1.4	Vorm van de gebitselementen	17
1.4.1	De uitwendige vorm van een gebitselement	17
1.4.2	De inwendige vorm van een gebitselement	19
1.4.3	Aantal wortels en wortelkanalen per type gebitselement	19
1.4.4	Aantal gebitselementen	20
1.4.5	Verschillen tussen melkelementen en blijvende elementen	20
1.5	Vlakken van de gebitselementen	21
1.6	Onderlinge relatie van de kaken en gebitselementen	22
2	**Anatomie voor de tandartsassistente**	26
2.1	Relatie luchtweg en bovenste deel spijsverteringskanaal	26
2.2	Weke delen in de mondholte	27
2.3	Botten van het hoofd	28
2.3.1	Mandibula nader bekeken	29
2.3.2	Maxilla nader bekeken	30
2.3.3	Kaakgewricht nader bekeken	31
2.4	Spieren	33
2.5	Bloedvaten in het hoofd-halsgebied	36

2.6	Zenuwbanen in het hoofd-halsgebeid	37
2.7	Speekselklieren	38
3	**Vakgebieden binnen de tandheelkunde**	**39**
3.1	Inleiding	39
3.2	Chirurgie	39
3.3	Endodontologie	40
3.4	Gerodontologie	40
3.5	Gnatologie	41
3.6	Implantologie	41
3.7	Kindertandheelkunde	41
3.8	Orthodontie	42
3.9	Parodontologie	42
3.10	Preventieve tandheelkunde	43
3.11	Prothetiek	43
3.12	Restauratieve tandheelkunde	44
3.13	Röntgenologie	44
4	**Begrippenlijst**	**46**
4.1	Inleiding	46
4.2	Algemeen medische begrippen	46
4.3	Tandheelkundige begrippen	47
4.4	Begrippen betreffende pathologie van de mondholte	50
4.5	Begrippen betreffende de praktijkhygiëne	51
5	**Administratieve bijlagen**	**52**
5.1	Gebitsdiagram	52
5.2	Parodontiumstatus	52
5.3	Plaquescorediagram	53

DEEL II
INSTRUMENTEN, APPARATUUR EN
MATERIALEN IN DE TANDARTSPRAKTIJK

6	**Beeld-encyclopedie**	**57**
	Adhesief (bonding)	57
	Afdruklepel	58
	Afdrukmaterialen	61
	Afdrukmateriaal mengen	64
	Afzuigers	65
	Alcohol	69
	Amalgaam	71

Anesthesie	74
Anesthesienaalden	75
Anesthesiespuiten	76
Bleken	87
Boren	89
Cementen	97
Cementen mengen	100
Desinfectans algemeen	109
Endo	114
Extractietangen	117
Hevel	131
Hoekstuk	133
Implantaat	134
Matrix	141
Orthodontie	154
Röntgen	164
Sealant	168
Sonde	171
Tangen	176
Was	183

DEEL III
BEGELEIDENDE TEKST BIJ DE KORTE FILMFRAGMENTEN OP CD

7	**Toelichting bij filmfragmenten**	193
7.1	Voorbereiden unit voor patiëntenbehandeling	193
7.2	Ergonomie	193
7.3	Fourhanded werken	194
7.4	Afzuigen in de bovenkaak	194
7.5	Afzuigen in de onderkaak	195
7.6	Klaarmaken tofflemirespanner	195
7.7	Klaarmaken composiettipje	195
7.8	Mengen van afdrukmateriaal voor spuitafdruk kroonpreparatie	195
7.9	Opruimen na de behandeling	196
7.10	Inladen hand- en hoekstukreiniger (Kavo lifetime)	196
	Register	198

DEEL I
BASISTHEORIE
TANDHEELKUNDE

Ter oriëntatie:
Theoretische kennis is de basis voor een juist begrip en adequaat handelen door de tandartsassistente.
Dit deel biedt een beknopte uiteenzetting over onderwerpen die zich bij het assisteren voordoen. Voor intensievere bestudering van deze onderwerpen is het aanbevelenswaard van medische en tandheelkundige vakliteratuur gebruik te maken.

1 Het gebit

1.1 Inleiding

Tanden en kiezen (gebitselementen) bestaan in eerste aanleg uit tandkiemen. Deze tandkiemen bevinden zich in de kaken en groeien daar uit tot gebitselementen. Ze breken in de mond door als de wortels op ongeveer tweederde van de lengte zijn gevormd.
De mens krijgt tijdens zijn leven twee sets gebitselementen: het melkgebit en blijvend gebit.
Het verloop van de ontwikkeling van het gebit met het toenemen van de leeftijd is in tabel 1.1 weergegeven.

Tabel 1.1 Ontwikkelingsfasen van het gebit.

Typering	Periode	Kenmerk
melkgebit	0-2½ jaar	doorbraak melkgebit
	2½-5 jaar	rustfase
wisselgebit	5-7½ jaar	wisselen voortanden en doorbraak eerste blijvende kiezen
	7½-10 jaar	rustfase
	10-12½ jaar	voltooiing wisseling en doorbraak tweede blijvende kiezen
volwassen gebit	12½ -16 jaar	rustfase
	16 jaar →	doorbraak verstandskiezen (spreiding van 16 tot 80 jaar)
gemutileerd gebit	18 jaar →	verlies gebitselementen door trauma of aantasting; kauwvermogen neemt af
edentaat		alle gebitselementen zijn verloren gegaan; kauwfunctie, spraakfunctie en esthetiek worden hersteld met behulp van een gebitsprothese
implantaatfase		kunstwortels met daarop geplaatste suprastructuren zoals kronen of overkappingsprothese vervangen de natuurlijke gebitselementen

1.2 Benoeming van de gebitselementen

Om de gebitselementen van elkaar te kunnen onderscheiden, worden doorgaans twee verschillende notatiesystemen gebruikt: benoeming met behulp van afkortingen en benoeming met behulp van cijfers.

1.2.1 BENOEMING MET BEHULP VAN AFKORTINGEN

De gebitselementen hebben elk hun eigen Latijnse naam (tabel 1.2). Melkelementen worden met een kleine letter afgekort, blijvende elementen met een hoofdletter. Daar achteraan volgt de afkorting van de Latijnse aanduiding voor de plaats in de mond (tabel 1.3).

Tabel 1.2 Naamgeving.

Nederlandse naam	Latijnse naam	Aantal	Afkorting blijvend gebit	Afkorting melkgebit
middelste snijtand	centrale incisief	1 per kwadrant	I_1	i_1
buitenste snijtand	laterale incisief	1 per kwadrant	I_2	i_2
hoektand	cuspidaat	1 per kwadrant	C	c
kleine kies	premolaar	2 per blijvend kwadrant	P_1 / P_2	
(grote) kies	molaar	3 per blijvend kwadrant, 2 per melkkwadrant	M_1 / M_2 M_3	m_1 / m_2

Tabel 1.3 Plaatsbepaling.

Locatie	Latijnse naam	Afkorting
rechtsboven	superior dexter	sd
linksboven	superior sinister	ss
linksonder	inferior sinister	is
rechtsonder	inferior dexter	id

Tabel 1.4 Voorbeeld naamgeving rechtsboven en linksonder.

Blijvende elementen rechtsboven	M_3sd	M_2sd	M_1sd	P_2sd	P_1sd	Csd	I_2sd	I_1sd
Melkelementen rechtsboven			$m_1$sd	$m_2$sd	csd	$i_2$sd	$i_1$sd	
Melkelementen linksonder	$i_1$is	$i_2$is	cis	$m_1$is	$m_2$is			
Blijvende elementen linksonder	$I_1$is	$I_2$is	Cis	$P_1$is	$P_2$is	$M_1$is	$M_2$is	$M_3$is

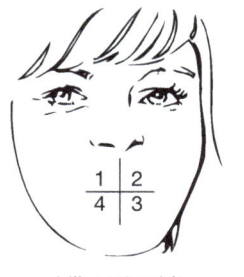 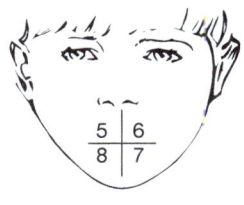

Figuur 1.1 Kwadrantaanduiding.

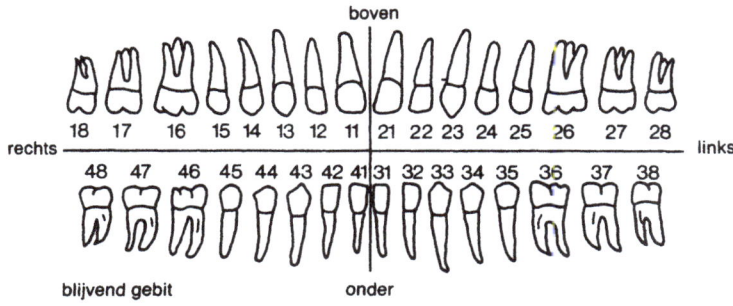
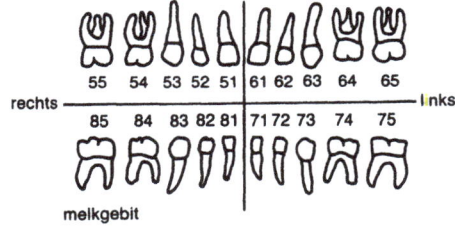

Figuur 1.2 *Two digit system in beeld.*

1.2.2 BENOEMING MET BEHULP VAN CIJFERS

De benoeming van de gebitselementen met twee cijfers is het zogenoemde *two digit system*.

Hierbij verwijst het eerste cijfer naar de plaats in de mond op basis van indeling in kwadranten (zie figuur 1.1 en 1.2).

Het tweede cijfer verwijst naar de plaats binnen het betreffende kwadrant, gerekend vanaf middenvoor (mediaanlijn):
- nummer 1: centrale incisief
- nummer 2: laterale incisief
- nummer 3: cuspidaat
- nummer 4: 1^e premolaar / 1^e melkmolaar
- nummer 5: 2^e premolaar / 2^e melkmolaar
- nummer 6: 1^e blijvende molaar

- nummer 7: 2^e blijvende molaar
- nummer 8: 3^e blijvende molaar (verstandskies)

Overige indeling:
- front: incisieven en cuspidaten tezamen
- zijdelingse delen: premolaren en molaren

1.3 Bouw van het gebit

Het gebit is opgebouwd uit (zie figuur 1.3):
- glazuur: bevindt zich aan de buitenzijde van de (anatomische) kroon;
- dentine (tandbeen): vormt de body van het gebitselement en geeft kleur aan de elementen;

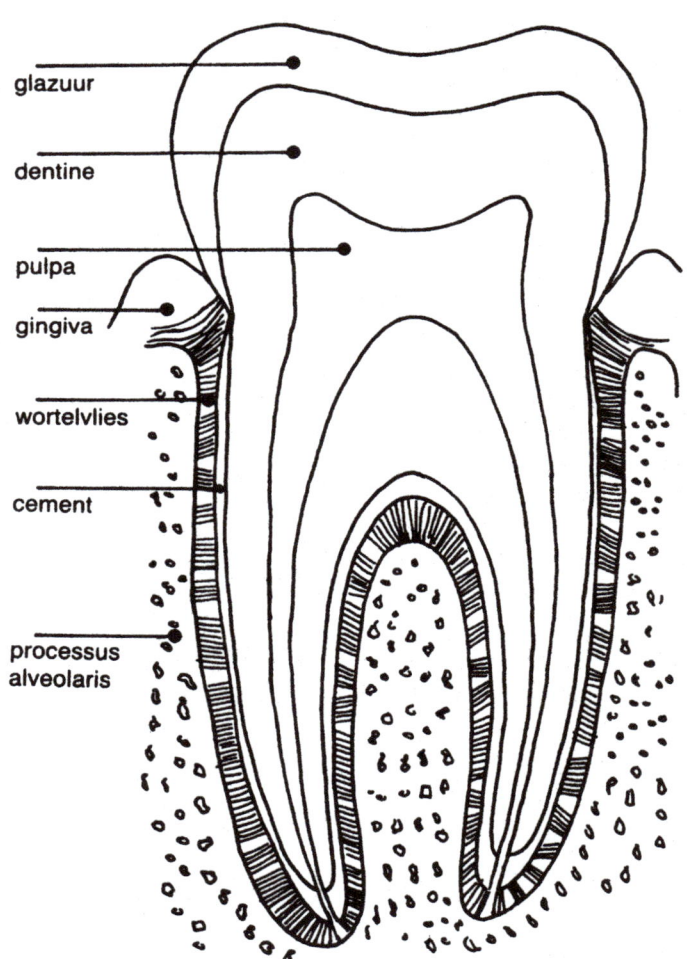

Figuur 1.3 Bouw van het gebit.

- wortelcement: bevindt zich als een dunne laag aan de buitenzijde van de wortels;
- pulpaweefsel (tandzenuw), vaatzenuwstreng: bevindt zich in de binnenste holle ruimte van het element;
- wortelvlies (parodontium of ligamentum parodontale): bevestigingsapparaat van gebitselementen. Het is samengesteld uit elastische vezels in combinatie met het weefsel waarin ze zijn aangehecht: wortelcement en de botwand van de tandkas (alveole);
- gingiva (tandvlees): lichtroze verhoornd slijmvlies rond de gebitselementen. Deze structuur is onder te verdelen in:
  - marginale gingiva: bovenste deel van de gingiva. Dit weefsel ligt los tegen het gebitselement en vormt een ondiepe ruimte (sulcus gingivalis, kortweg sulcus genoemd);
  - aangehechte gingiva: roze, stevig verhoornd slijmvlies rond de elementen dat stevig vastzit aan de ondergrond, de kaak.
- sulcus: ondiepe ruimte tussen de marginale gingiva en het element. De diepte van de sulcus is 1-3 mm;
- mucosa: donker rozerood slijmvlies, zonder hoornlaag.

1.4 Vorm van de gebitselementen

Al naar gelang hun plaats in de tandboog hebben gebitselementen een specifieke taak, zoals bijten of kauwen. Bij elk gebitselement is de vorm aan deze taak aangepast.

1.4.1 DE UITWENDIGE VORM VAN EEN GEBITSELEMENT

In grote lijnen zijn alle gebitselementen uit een wortel en een kroon opgebouwd. Daarnaast zijn enkele details in de vorm van de gebitselementen te onderscheiden.

a wortel of radiculaire deel (radix = wortel): deel dat onder het tandvlees zit
   Apart benoemde onderdelen van de wortel:
   - coronaire 1/3 deel: tegen de kroon aan (corona = kroon)
   - apicale 1/3 deel: tegen de apex aan (apex = wortelpunt)
   - furcatiegedeelte: plaats waar de wortels splitsen. Afhankelijk van het aantal wortels onderscheiden we een bifurcatie ofwel een splitsing in twee wortels, en een trifurcatie ofwel een splitsing in drie wortels
b tandhals of cervicale deel (cervix = hals): deel waar de wortel overgaat in de kroon
c kroon of coronaire deel: deel dat met glazuur is bedekt

Apart benoemde onderdelen van de kroon:
- occlusale, incisale 1/3 deel: tegen het occlusale vlak / de incisale rand
- middelste 1/3 deel
- cervicale 1/3 deel: tegen de cervix aan

Vormdetails van een kroon:
- knobbel: verhevenheid op het occlusale vlak van een (pre)molaar
- incisale rand: snijrand
- fossa: hoekige uitholling in het occlusale vlak. Centrale fossa: midden in het occlusale vlak
- fissuur: spleet in het occlusale vlak op de plaats waar de knobbels elkaar raken
- crista: opgeworpen rand of lijst. Marginale crista: mesiale of distale randlijst

Bij onvolledig doorgebroken elementen is het zichtbare gedeelte van de kroon (klinische kroon) kleiner dan de anatomische kroon. Bij opgetrokken tandvlees is de klinische kroon juist langer dan de anatomische kroon.

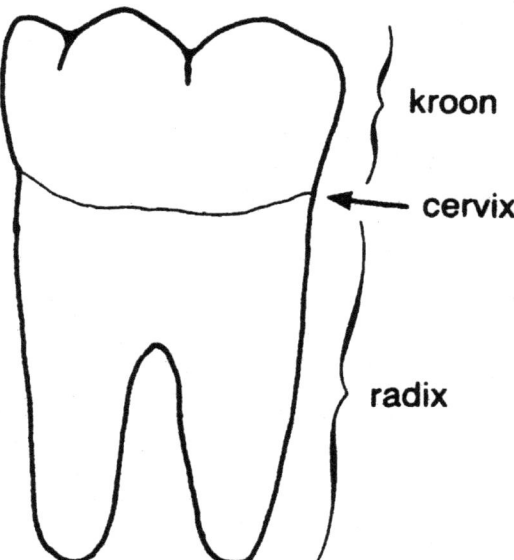

Figuur 1.4 *Algemene vorm van gebitselementen: kroon, cervix en radix.*

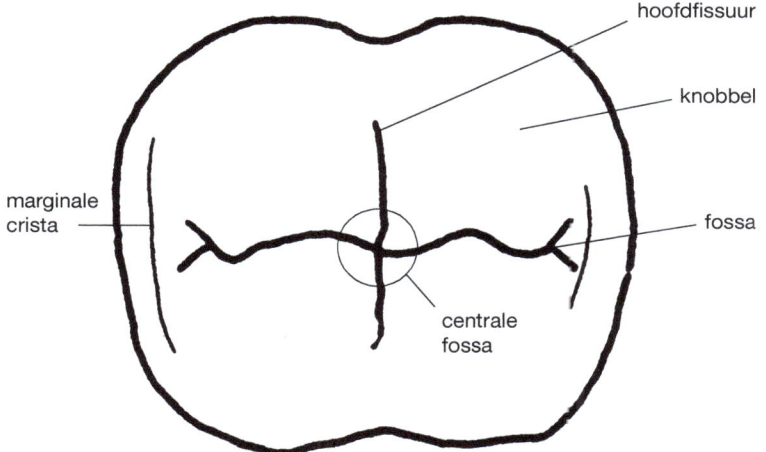

Figuur 1.5 Vormdetails van gebitselementen.

1.4.2 DE INWENDIGE VORM VAN EEN GEBITSELEMENT

Aan de binnenzijde van elk gebitselement bevindt zich de zogenaamde pulpaholte. Deze bevat het pulpaweefsel. De pulpaholte is als volgt ingedeeld:
- pulpakamer: grote ruimte centraal in de tandkroon
- pulpahoorn: kleine occlusale uitlopers van de pulpakamer
- pulpakanaal/-kanalen: smalle tot zeer smalle ruimte(n) in de lengteas van de wortels

1.4.3 AANTAL WORTELS EN WORTELKANALEN PER TYPE GEBITSELEMENT

De functie van een gebitselement bepaalt hoe stevig de verankering in het kaakbot moet zijn – met andere woorden: hoeveel wortels het element behoeft.

Tabel 1.5 Aantal wortels en wortelkanalen per element.

Element	Aantal wortels	Locatie	Aantal wortelkanalen	Locatie
snijtand	1		1	
hoektand	1		1	
1ᵉ kleine kies bovenkaak	2	1bucc / 1pal	2	
overige kleine kiezen	1		1	
kiezen bovenkaak	3		3 à 4	2bucc / 1pal
kiezen onderkaak	2		3 à 4	2mesiaal / 1distaal

Het aantal wortels en de locatie ervan zijn bepalend voor de keuze van de tang waarmee gebitselementen kunnen worden getrokken (geëxtraheerd). De relatie tussen de wortels en de bek van de extractietangen is weergegeven in figuur 1.6.

Figuur 1.6 *Vorm van de radices in relatie tot de bek van de extractietang.*

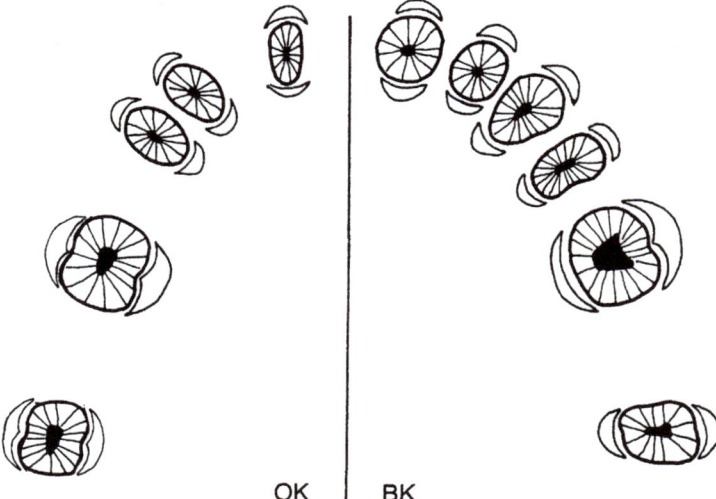

OK | BK

1.4.4 AANTAL GEBITSELEMENTEN

In een kindermond is minder plaats dan in een uitgegroeide mond. Het aantal gebitselementen is aangepast aan de beschikbare ruimte in een bepaalde leeftijdsfase.
- melkgebit: totaal 20 gebitselementen
- blijvend gebit: totaal 32 gebitselementen

1.4.5 VERSCHILLEN TUSSEN MELKELEMENTEN EN BLIJVENDE ELEMENTEN

Melkelementen en blijvende elementen zijn doorgaans te onderscheiden in de mond als de leeftijd van de patiënt wordt 'meegenomen'. Het wordt lastiger om ze te onderscheiden als er zich abnormale omstandigheden voordoen. Daarom staan hier enkele verschillen op een rij.
Melkelementjes zijn ten opzichte van blijvende gebitselementen:
- kleiner van omvang;
- minder goed verkalkt en daardoor sneller aangetast;
- boller van vorm met een plotselinge knik naar cervicaal;
- minder slijtvast;
- witter van kleur door geringere verkalking.

1.5 Vlakken van de gebitselementen

In de tandheelkunde is het bij behandelingen noodzakelijk om per gebitselement een precieze plaatsaanduiding te kunnen geven van de plek waar bijvoorbeeld een vulling wordt gemaakt. Hiervoor worden de termen gebruikt zoals weergegeven in tabel 1.6.

Tabel 1.6 Benoeming vlakken.

Spreektaal	Vaktaal	Herkomst vaktermen
snijrand	incisale rand	incideren = snijden
kauwvlak	occlusale vlak	occluderen = contact maken
tongkant	linguale vlak	lingua = tong
verhemeltekant	palatinale vlak	palatum = verhemelte
wangzijde	buccale vlak	bucca = wang
lipzijde	labiale vlak	labium = lip
binnenzijde tandboog	orale vlak (linguaal/palatinaal)	ostium = ingang, mondholte
buitenzijde tandboog	vestibulaire vlak (buccaal/labiaal)	vestibulum = voorportaal
naar mediaanlijn gekeerd	mesiale vlak	mediaanlijn = grens L / R (links/rechts)
van mediaanlijn af gekeerd	distale vlak	distantio = afstand
naar elkaar toe gekeerd	approximale vlakken	approximatio = nadering

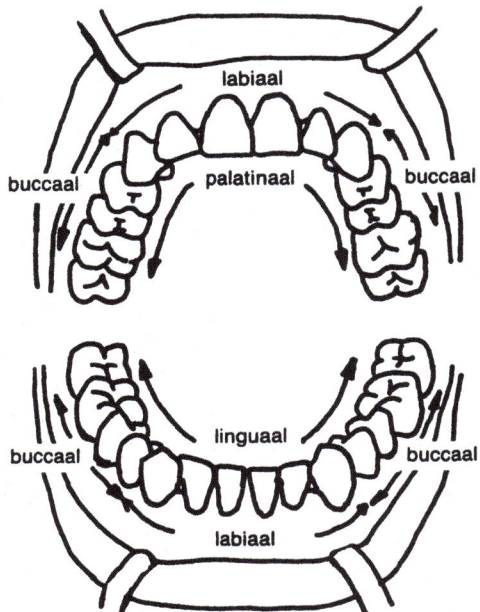

Figuur 1.7 Naamgeving gladde vlakken van de elementen.

Figuur 1.8 *Mesiale en distale vlakken.*

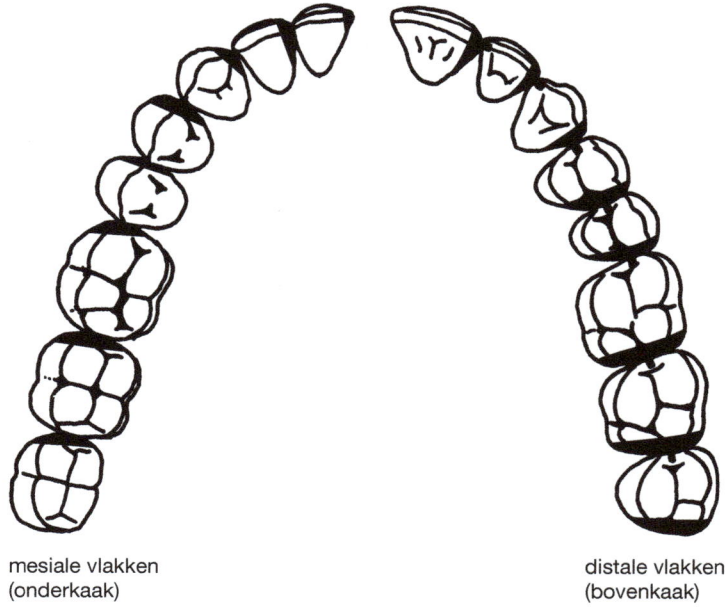

mesiale vlakken
(onderkaak)

distale vlakken
(bovenkaak)

1.6 Onderlinge relatie van de kaken en gebitselementen

De stand van de kaken en gebitselementen ten opzichte van elkaar kan men vanuit diverse invalshoeken beschrijven. In tabel 1.7 en tabel 1.8 staat daarvan een overzicht.

Tabel 1.7	Algemene begrippen.
occlusie	Tanden en kiezen staan allemaal op elkaar.
articulatie	Tanden en kiezen schuiven over elkaar.
contactpunt	Plaats waar de gebitselementen met het naastliggende element in contact zijn, ter hoogte van 1/3 vanaf occlusaal. In een ideaal gebit sluiten de gebitselementen allemaal precies tegen elkaar aan.

Tabel 1.8	Transversale relatie (van links naar rechts).
normale transversale relatie	Na dicht bijten vallen de bovenelementen overal iets buiten de onderelementen doordat de boventandboog iets wijder is dan de smallere ondertandboog.
kruisbeet	Een of meer bovenelementen vallen tijdens occlusie binnen de ondertandboog.

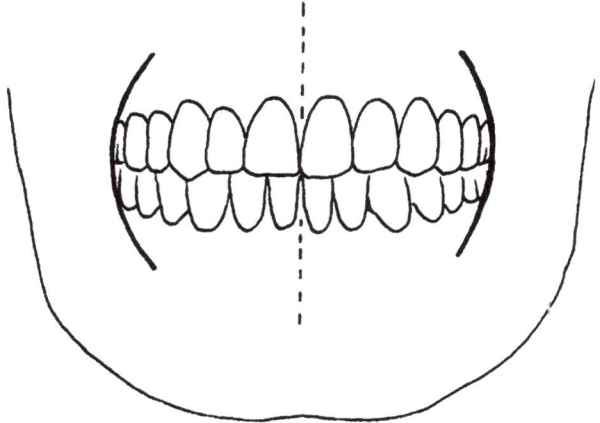

Figuur 1.9 Normale transversale relatie van de kaken en gebitselementen.

Tabel 1.9	Verticale relatie (van boven naar beneden).
freeway space	Verticale vrije ruimte tussen de gebitselementen bij ontspannen sluiting van de mond. Deze ruimte is meetbaar als wordt gevraagd de kiezen op elkaar te zetten en bedraagt doorgaans enkele millimeters.
overbeet (overbite)	In occlusie vallen de bovenelementen iets over de onderelementen heen. In het front kan deze overlap worden gemeten. De overbeet bedraagt bij een ideale occlusie slechts enkele millimeters.
diepe beet	Grote overbeet, de onderelementen zijn in occlusie nauwelijks zichtbaar.
open beet	Negatieve overbeet, de onder- en bovenelementen raken elkaar niet als het gebit in occlusie staat.
suprapositie	Een gebitselement is te ver uitgegroeid door het ontbreken van een tegenoverliggend gebitselement (antagonist). Het steekt boven de tandrij uit.
infrapositie	Een gebitselement is niet voldoende doorgebroken. Het occlusale/incisale deel ligt lager dan dat van de overige gebitselementen in dezelfde tandboog.

Tabel 1.10	Sagittale relatie (voor-achterwaartse richting).
interdigitatie	In occlusie grijpen de knobbels van de onder- en bovenelementen keurig om en om in elkaar.
Angle klasse I	Mesiobuccale knobbel van de M1inf valt precies tussen de 1^e premolaar en de 1^e molaar van de bovenkaak.
Angle klasse II	M1inf staat distaal ten opzichte van de Angle klasse I-relatie.
Angle klasse III	M1inf staat mesiaal ten opzichte van de Angle Klasse I-relatie.
overjet (frontrelatie)	Afstand tussen de voorkant van de boven- en onderincisief wanneer die elkaar in occlusie raken (horizontale overbeet).
end-to-end (frontrelatie)	In occlusie raken de incisale randen van de incisieven elkaar en is de overjet nul.
negatieve overjet	Het buccale vlak van de onderincisieven bevindt zich voor de bovenincisieven (centenbak).

Figuur 1.10 Sagittale relatie: interdigitatie.

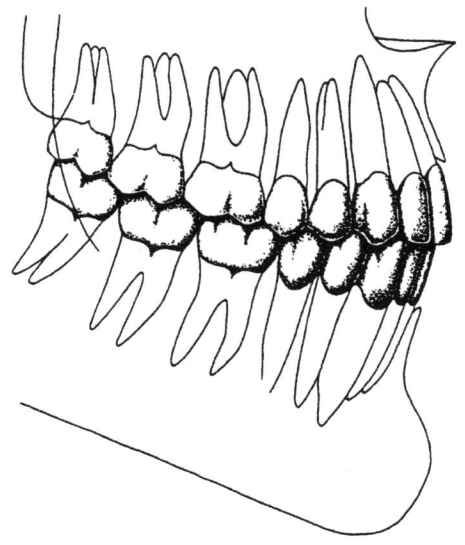

Figuur 1.11 Angle-classificatie: standaard Angle klasse I. Relatie in front en zijdelingse delen.

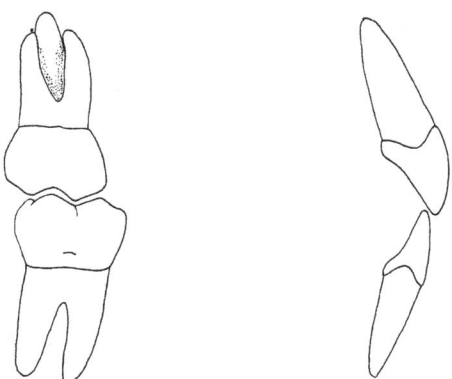

Figuur 1.12 Frontrelaties.
A: 1 is grote overjet, ofwel grote horizontale overbeet; 2 is grote verticale overbeet, ofwel diepe beet.
B: 1 is omgekeerde overjet, ofwel omgekeerde horizontale overbeet; 2 is verticale overbeet, ofwel overbite.
C: is verticale open beet.

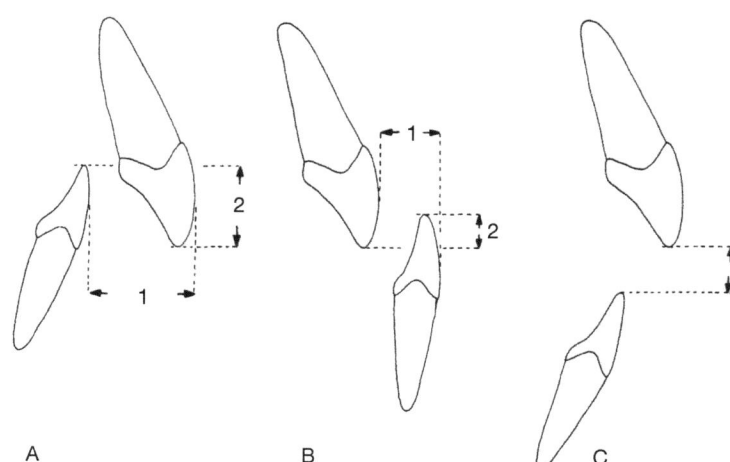

A B C

Tabel 1.11	Stand variaties binnen een tandboog.
rotatie	Een gebitselement staat om zijn lengteas gedraaid.
migratie	Een gebitselement is naar mesiaal of distaal verschoven.
diasteem	Open ruimte (spleet) tussen twee gebitselementen.
spacing	Tussen veel gebitselementen bestaat een diasteem.
crowding	Gedrongen stand vanwege ruimtegebrek.

Anatomie voor de tandartsassistente

2.1 Relatie luchtweg en bovenste deel spijsverteringskanaal

Op de doorsnede in figuur 2.1 is zichtbaar hoe het voedsel in de mondholte binnenkomt en via de keelholte naar de slokdarm gaat. De ademweg loopt van de neusholte eveneens via de keelholte naar de luchtpijp.

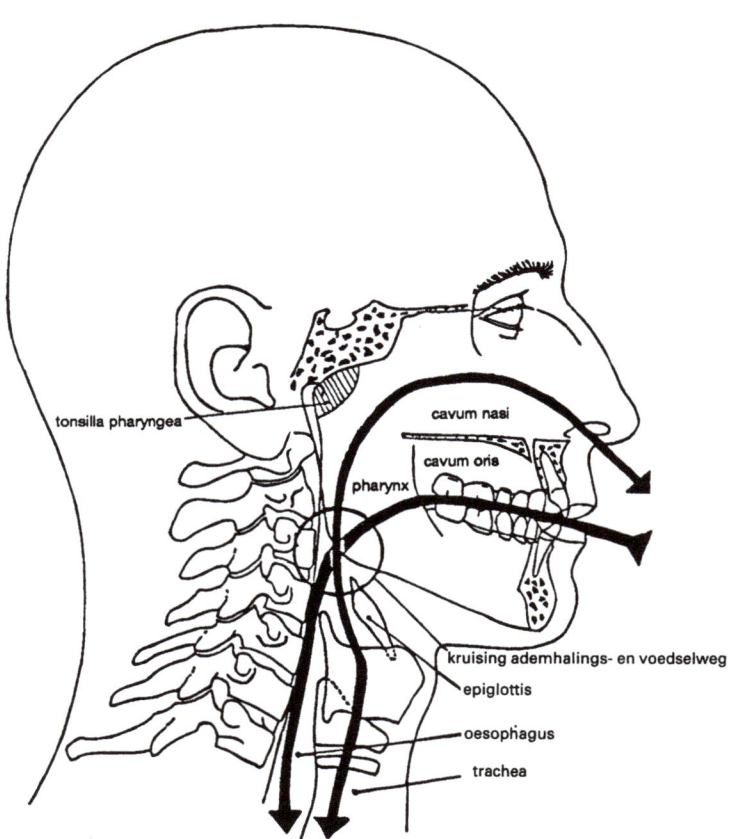

Figuur 2.1 *Overzicht luchtweg-spijsverteringskanaal.*

Luchtweg en voedselweg kruisen elkaar in de keelholte (pharynx). Verslikken treedt op als het strottenklepje tijdens het slikken de luchtweg niet goed afsluit, waardoor er voedsel in de luchtweg terechtkomt. In tabel 2.1 zijn enkele medische termen betreffende dit onderwerp op een rijtje gezet en vertaald in spreektaal.

Tabel 2.1 Medische terminologie (vaktaal) van het hoofd-halsgebied.	
epiglottis	strottenklepje
trachea	luchtpijp
pharynx	keelholte
oesophagus	slokdarm
cavum nasi	neusholte
cavum oris	mondholte

2.2 Weke delen in de mondholte

Naast het gebit en het parodontium zijn nog enkele belangrijke structuren in de mondholte te vinden.

Tabel 2.2 Medische terminologie (vaktaal) van de mondholte.	
labium	lip
lingua	tong
frenulum	aanhechtingsspiertje van de wang, lip of tong
palatum molle	zacht verhemelte
palatum durum	hard verhemelte
tonsilla palatina	keelamandelen
uvula	huig
pharynx	keelholte
(a-lijn)	(overgang van hard naar zacht verhemelte, zichtbaar bij uitspreken 'A')

Figuur 2.2 *Weke delen in de mond.*

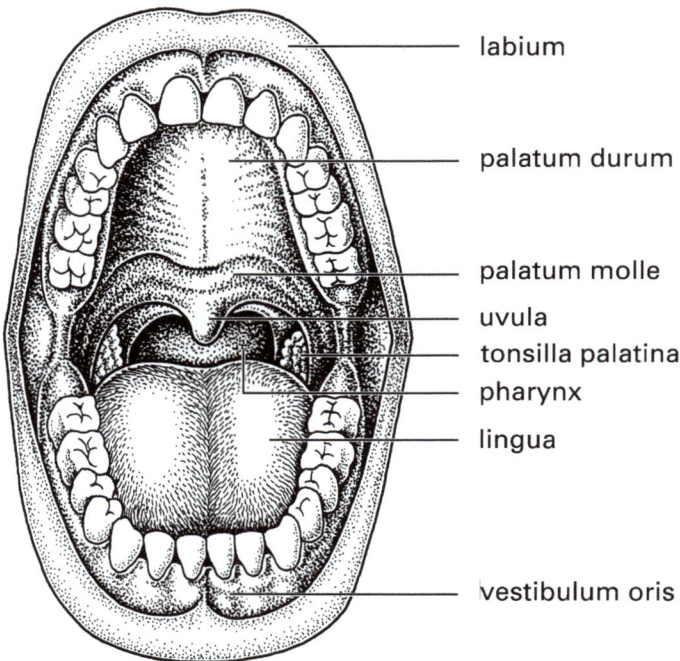

2.3 Botten van het hoofd

Het Latijnse woord voor bot is *os*. Dit voorvoegsel duidt dus altijd op de naam van een botstructuur.

Tabel 2.3 Botten van het hoofd.	
Aangezichtsbotten	
mandibula (os mandibulare)	onderkaak
maxilla (os maxillare)	bovenkaak
zygoma (os zygomaticum)	jukboog
Schedelbotten	
os nasale	neusbeen
os frontale	voorhoofdsbeen
os pariëtale	wandbeen
os temporale	slaapbeen
os occipitale	achterhoofdsbeen
Overige botten	
os hyoideum	keelbeentje

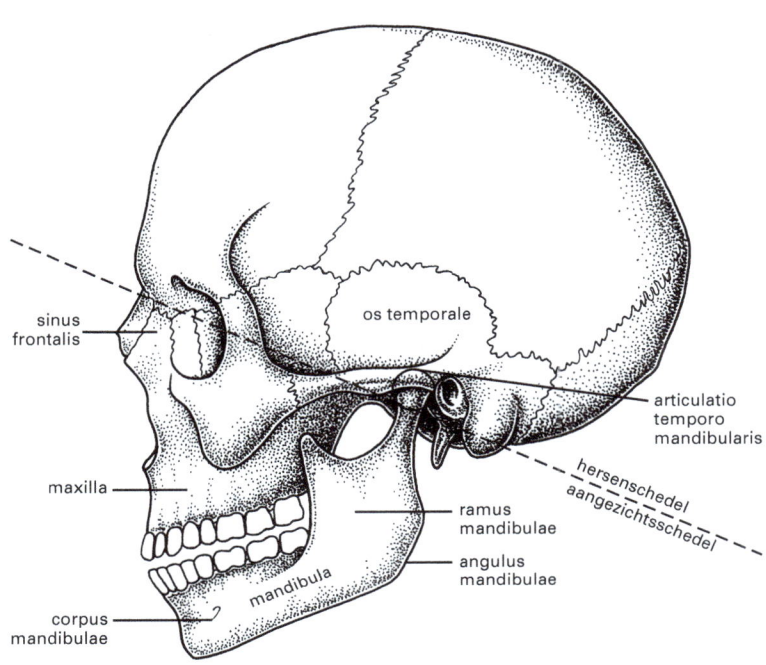

Figuur 2.3 Botten van het hoofd.

2.3.1 MANDIBULA NADER BEKEKEN

De onderkaak heeft een aantal anatomische details die in de tandartspraktijk bij name genoemd kunnen worden. Tabel 2.4 geeft daarvan een overzicht. In figuur 2.4 is te zien waar de verschillende delen zich precies bevinden.

Tabel 2.4 Details van de mandibula.	
ramus mandibulae	opstijgende tak van de onderkaak
angulus mandibulae	kaakhoek
corpus mandibulae	onderkaak
processus alveolaris	kaakwal
processus coronoideus	aanhechtingsplaats kauwspier (musculus temporalis)
processus condylaris	kaakkopje
foramen mandibulae	opening voor de onderkaakszenuw (nervus alveolaris inf.)
foramen mentale	opening voor de kinzenuw (nervus mentalis)
cortex	buitenste (dikke) botplaat
spongiosa	sponsachtig bot tussen de corticale platen

Figuur 2.4 *Zijaanzicht van de mandibula (onderkaak).*

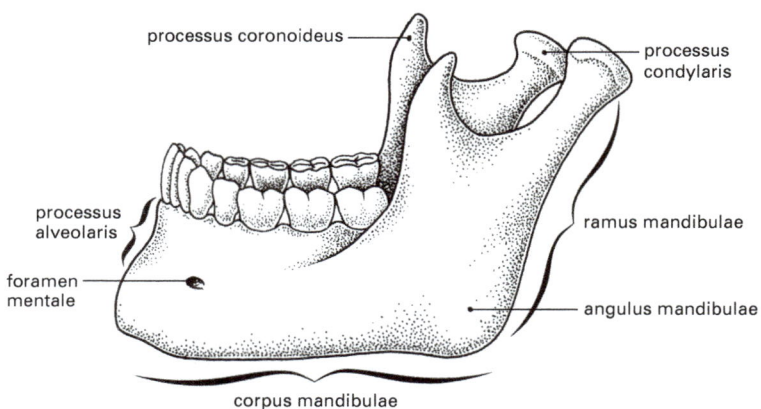

2.3.2 MAXILLA NADER BEKEKEN

De bovenkaak heeft een aantal anatomische details die in de tandartspraktijk bij name genoemd kunnen worden. Tabel 2.5 geeft daarvan een overzicht.

Tabel 2.5 Details van de maxilla.	
sinus maxillaris (antrum)	neusbijholte of kaakholte
processus alveolaris	kaakwal waar de wortels zich bevinden
cortex	buitenste (dunne) botplaat
spongiosa	sponsachtige losse botstructuur tussen de corticale platen

De kaakholte (sinus) ontstaat pas in de loop van de kinderjaren en blijft zich uitbreiden gedurende het hele leven. De kaakholte kan zelfs zover uitzakken dat de wortels van diverse bovenelementen (1^e premolaar tot en met de 2^e molaar) met hun punt in de kaakholte komen te staan in plaats van te zijn omgeven met bot van de processus alveolaris. Bij het trekken van deze elementen ontstaat dan als complicatie een verbinding tussen de neusholte en de mondholte (antrumperforatie).

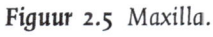

Figuur 2.5 Maxilla.

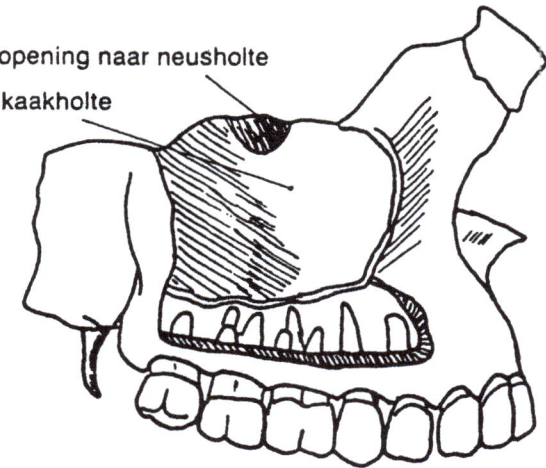

opening naar neusholte
kaakholte

2.3.3 KAAKGEWRICHT NADER BEKEKEN

Bij problemen van het kaakgewricht komen dikwijls anatomische details ter sprake. Tabel 2.6 en figuur 2.6 geven hiervan een overzicht.

Tabel 2.6 Details van het kaakgewricht.	
tuberculum articulare	gewrichtsheuveltje van slaapbeen
processus condylaris	condylus of kaakkopje
capsula articularis	gewrichtskapsel
discus articularis	kraakbeenschijf
gewrichtskamer	gevuld met geleiachtig vocht

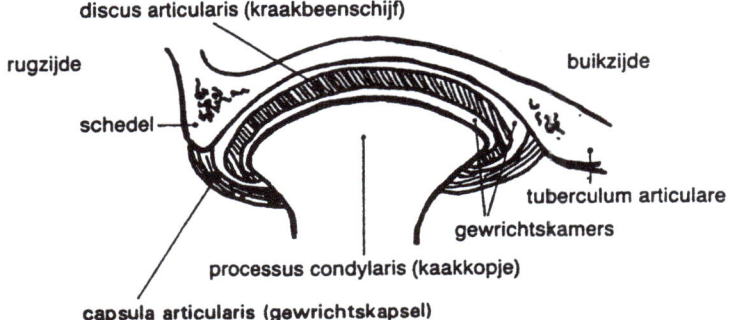

Figuur 2.6 Kaakgewricht.

Het kaakgewricht maakt bij een kleine openingsbeweging van de onderkaak een draaiende beweging (rotatie). Bij verder openen van de mond treedt verschuiving (translatie) op van het kaakkopje in de richting van het tuberculum articulare.

Bij te grote mondopening kan het kaakkopje vóór het tuberculum articulare terechtkomen; dan is de kaak uit de kom. In een dergelijk geval is hulp van buitenaf nodig bij het dichtdoen: vóór de patiënt gaan staan, duimen op de gebitselementen van de onderkaak leggen en overige vingers onder de kaakrand stevig vastpakken. Deze voorzichtig maar stevig eerst naar beneden, en daarna naar achteren duwen. Het kaakkopje zit dan weer op de goede plek.

Een zijwaartse beweging van het kaakkopje geeft verschillende bewegingen aan de kant waar de beweging naartoe is gericht (laterale zijde) en aan de tegenoverliggende zijde (contralaterale zijde). Bij beweging van de kinpunt naar links draait aan die kant het kaakkopje op zijn plaats (rotatie) en beweegt het rechterkaakkopje (contralaterale zijde) zich voorwaarts (translatie).

Figuur 2.7 *Bewegingen van het kaakkopje.*

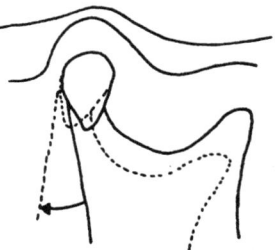 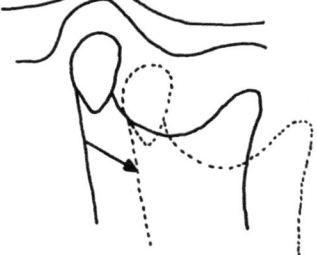

2.4 Spieren

Het Latijnse woord voor spier is *musculus*. Alle officiële namen van spieren beginnen daarom met een m. als afkorting hiervan. Wanneer spierweefsel wordt geactiveerd (geïnnerveerd) door een signaal van een zenuw treedt samentrekking op en wordt de spier korter. De plaats van de spieren en de richting van het spierweefsel bepalen welke verplaatsing de spier veroorzaakt van de botstukken waar ze zijn aangehecht. De functie wordt hieruit verklaard.
Als bijzonderheid kan worden vermeld dat de tong in zijn geheel uit spierweefsel bestaat.

Tabel 2.7 Belangrijkste spieren in het hoofd.

Naam spier/spiergroep	Locatie	Functie
Kauwspieren		
musculus masseter	buitenzijde mandibula	mondsluiter
musculus temporalis	proc. coronoideus naar os temporale	mondsluiter
musculus pterygoideus medialis	binnenzijde mandibula	sluiten en zijwaarts bewegen
musculus pterygoideus lateralis	horizontaal binnenzijde proc. coronoideus	sluiten en zijwaarts bewegen
Gelaatsspieren (mimische spieren)		
musculus orbicularis oris	kringspier rond de mond	oe-klank
musculus buccinator	horizontaal vanuit de mondhoek	ie-klank
Mondbodemspieren		
musculus mylohyoideus	binnenrand mandibula naar tongbeen	mondopener
musculus geniohyoideus	binnenzijde kin naar tongbeen	mondopener
Tongspieren		
intrinsieke tongspieren	in drie richtingen: horizontaal, sagittaal, verticaal	vormverandering van de tong: smaller, korter, dunner
extrinsieke tongspieren	buiten de tong aangehecht	tongbewegingen naar boven/beneden, links/rechts

Figuur 2.8 Kauwspieren.

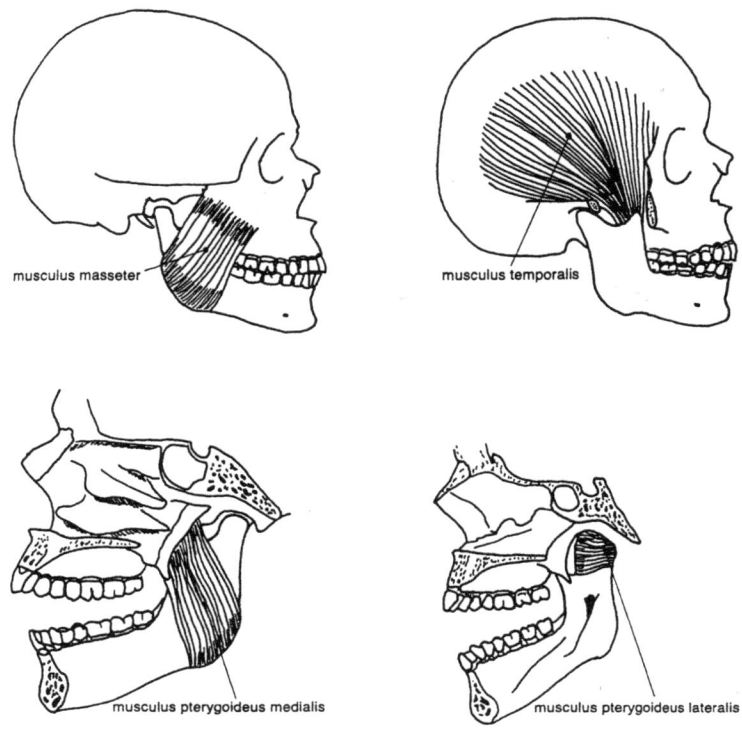

Figuur 2.9
Gelaatsspieren.

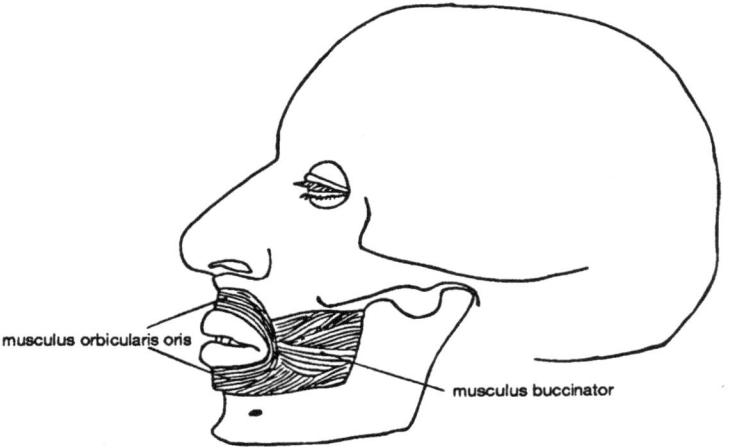

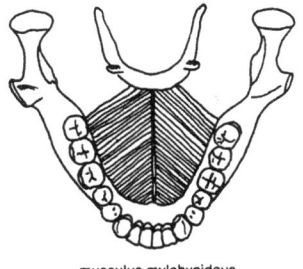
musculus mylohyoideus

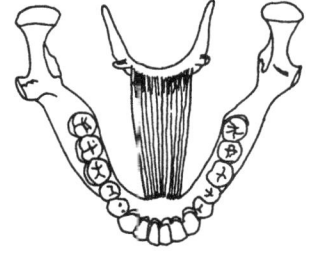
musculus geniohyoideus

Figuur 2.10
Mondbodemspieren.

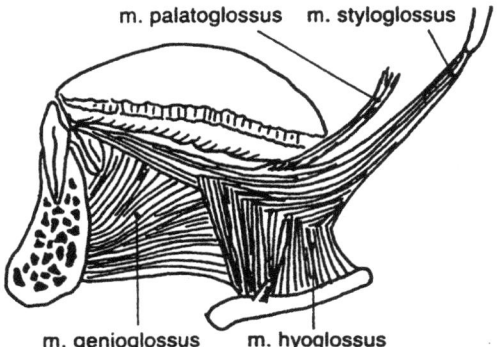
m. palatoglossus m. styloglossus
m. genioglossus m. hyoglossus

Figuur 2.11 Extrinsieke tongspieren.

2.5 Bloedvaten in het hoofd-halsgebied

Zuurstofrijk bloed wordt aangevoerd via een slagader (arteria) en zuurstofarm bloed wordt afgevoerd via een ader (vena). Het meest van belang is de arteria carotis (halsslagader), die in twee takken splitst: arteria carotis interna (voorziet de hersenen van bloed) en arteria carotis externa. Deze laatste 'verzorgt' het gebied aan de buitenkant van de schedel en is daarom voor de tandheelkunde van belang.

Figuur 2.12
Vertakkingen arteria carotis.
A Halsslagader met de vertakking in de interne en de externe tak.
B Enkele oppervlakkige hoofdaders.

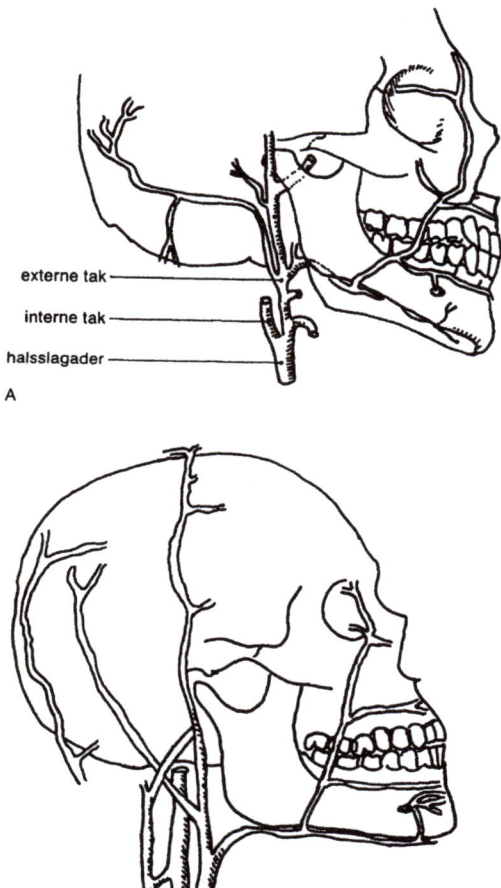

2.6 Zenuwbanen in het hoofd-halsgebeid

Het Latijnse woord voor zenuw is *nervus*. Alle namen beginnen dan ook officieel met n., als afkorting van nervus[1].
Voor de tandheelkunde is de belangrijkste zenuw de 5^e hersenzenuw (nervus trigeminus of drielingzenuw). De zenuw vertakt zich in drie grote zenuwen die het gehele werkgebied van de tandarts bestrijken. Er bestaat onderscheid tussen motorische zenuwen (activeren spierweefsel) en sensibele zenuwen (gevoelszenuwen).

Tabel 2.8 Zenuwbanen in het mondgebied.

Latijnse naam	Naam	Verzorgingsgebied
nervus trigeminus	5^e hersenzenuw, nervus V	aangezicht
nervus ophthalmicus	bovenste tak: nervus V1	voorhoofd en oogspieren
nervus maxillaris	middelste tak: nervus V2	maxilla
nervi alveolares superiores	aftakkingen van de V2	bovenkaak en gebitselementen
nervus mandibularis	onderste tak: nervus V3	mandibula en tong
nervus alveolaris inferior	aftakking nervus V3	onderkaak en gebitselementen
nervus lingualis	aftakking nervus V3	de tong

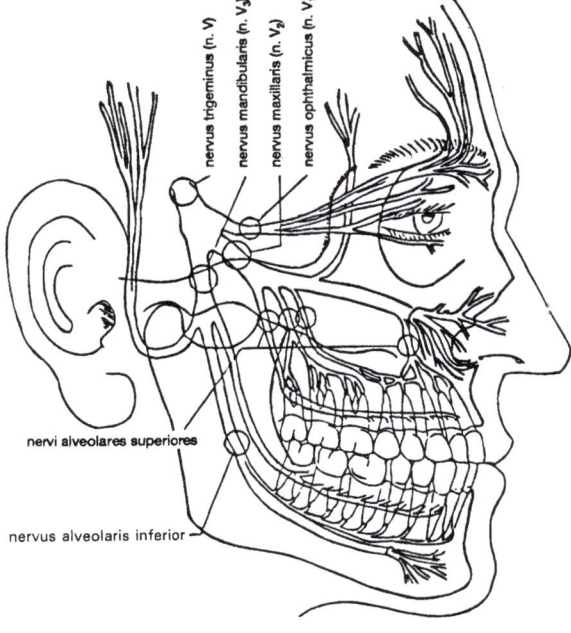

Figuur 2.13 Zenuwbanen van het mondgebied.

1 Het meervoud van 'nervus' is: nervi.

2.7 Speekselklieren

Het Latijnse woord voor klier is *glandula*, afgekort als *gl*.
Een goede speekselvloed is van belang voor een goede spijsvertering, gezonde slijmvliezen en – last but not least – voor een gezond gebit. In een (te) droge mond blijft voedsel lang plakken en worden aangegroeide bacteriën door slikken niet voldoende afgevoerd. Speeksel kan waterig (sereus) of meer slijmerig (muceus) zijn.
In het slijmvlies van het verhemelte en de lippen bevindt zich een grote hoeveelheid kleine speekselkliertjes. Daarnaast zijn er drie paar grote speekselklieren.

Tabel 2.9 Grote speekselklieren.

Naam	Locatie	Type speeksel
glandula parotis (oorspeekselklier)	achterzijde wang, vlak voor het oor	sereus
glandula sublingualis	onder de tong met veel afvoergangetjes	muceus
glandula submandibularis	achter de mondbodemspieren; een grote centrale uitvoergang bij tongriempje	sereus

Figuur 2.14 *Grote speekselklieren.*

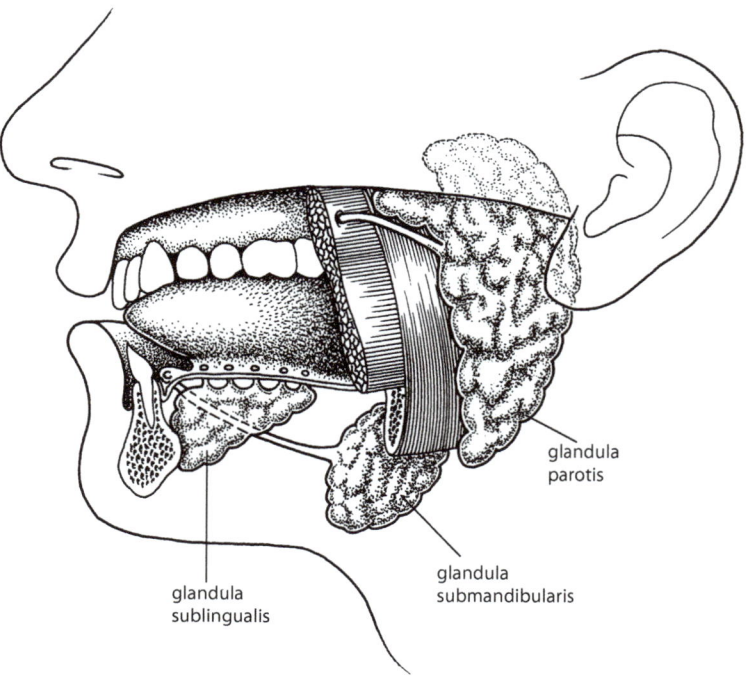

3 Vakgebieden binnen de tandheelkunde

3.1 Inleiding

Binnen de tandheelkunde bestaat een groot aantal zeer uiteenlopende behandelingen. Hierdoor is het voor de tandarts niet altijd meer mogelijk om 'van alle markten thuis' te zijn. Een aantal tandartsen heeft zich gespecialiseerd (gedifferentieerd) op een klein onderdeel binnen de tandheelkunde om collega-tandartsen te ondersteunen hun patiënten een zo breed mogelijk zorgaanbod te bieden. Voor de tandartsassistente is kennis van alle deelgebieden binnen de tandheelkunde van groot belang om patiënten goed te kunnen doorverwijzen voor (deel)behandeling.

Tegenwoordig bestaan er binnen de tandheelkunde verschillende differentiaties. Bij de navolgende opsomming van deelgebieden is vermeld of het een erkende differentiatie betreft.

Verwijzing naar *gedifferentieerde tandartsen* wordt horizontale verwijzing genoemd.

Naast deze gedifferentieerde tandartsen zijn er ook *medisch specialisten* werkzaam binnen de tandheelkunde. Zij hebben zich na de studie tandheelkunde gedurende vier tot acht jaar gespecialiseerd op het gebied van kaakchirurgie of orthodontie. Na het voltooien van hun specialisatie worden ze ingeschreven in het betreffende specialistenregister. Het is hun dan niet meer toegestaan de algemene tandheelkunde uit te oefenen.

Verwijzing naar medisch specialisten wordt verticale verwijzing genoemd.

3.2 Chirurgie

Bij chirurgie gaat het om medische en tandheelkundige bloedige ingrepen waarbij weefsels van elkaar worden gescheiden.
In de algemene tandheelkundige praktijk betreft dit:
- extractie: trekken van gebitselementen;
- behandeling van complicaties bij extracties;

- abcesincisie: openen van een abces;
- verzorging van extractiewonden.

Bij de afdeling mondziekten en kaakchirurgie in een ziekenhuis betreft dit:
- verwijderen van wortelresten;
- verwijderen van niet-doorgebroken gebitselementen;
- ingrepen bij medisch gecompromitteerde patiënten (patiënten bij wie hun medische situatie het tandheelkundig handelen kan beïnvloeden);
- pathologische anatomie: weefsel wegnemen en beoordelen op (kwaadaardige) afwijkingen.

Specialisatie als medisch specialist: kaakchirurg

3.3 Endodontologie

Endodontologie is het vakgebied dat is gericht op alle facetten van de pulpa.

Wortelkanaalbehandelingen bij levende vaatzenuwstreng (vitale pulpa):
- extirpatie: geheel verwijderen van de *vitale* pulpa, vervolgens:
- reinigen, vormgeven en afsluiten van kanalen;
- pulpotomie (partieel): plaatselijk verwijderen van ontstoken pulpaweefsel dat door infectie is aangedaan.

Wortelkanaalbehandelingen bij avitale pulpa (necrotische pulpa):
- verwijderen vieze kanaalinhoud, vervolgens:
- reinigen, vormgeven en afsluiten van kanalen;
- apexificatie: onvolgroeide wortels laten afvormen;
- herbehandeling oude endo's.

Differentiatie: tandarts-endodontoloog

3.4 Gerodontologie

Gerodontologie is tandheelkundige zorg voor de oudere patiënt met een intensieve zorgbehoefte door:
- medische problemen die de mondgezondheid en het tandheelkundig handelen beperken;
- geestelijke problemen die de zelfzorg verminderen;
- lichamelijke beperkingen die poetsgedrag verslechteren.

Differentiatie: tandarts-gerodontoloog

3.5 Gnatologie

Gnatologie is het vakgebied dat is gericht op diagnose en behandeling van kaakgewrichtsproblematiek veroorzaakt door:
- gewrichtsslijtage;
- artrose van het kaakgewricht;
- parafuncties: kaakklemmen of tandenknarsen (bruxisme).

Dit vindt plaats met behulp van:
- kunsthars (nacht)spalk tegen knarsen;
- herstel van de beethoogte en kauwfunctie.

Differentiatie: tandarts-gnatoloog

3.6 Implantologie

Implantologie is een recent ontwikkeld vakgebied waarbinnen kunstwortels en/of (kunst)bot bij volledig of partieel onbetande kaken wordt aangebracht.
De implantaten dienen als basis voor:
- een implantaat gedragen overkappingsprothese;
- vervaardiging van kronen op de kunstwortels.

Differentiatie: tandarts-implantoloog

3.7 Kindertandheelkunde

Kindertandheelkunde is een vakgebied met speciale aandacht voor de omgang met en de behandeling van (angstige) kinderen op basis van:
- ontwikkelingspsychologie;
- gedragsbeïnvloeding;
- begrensde mogelijkheden van het kind;
- specifieke kennis van gebitsontwikkeling;
- pathologie van het melkgebit in het bijzonder.

Differentiatie tot erkende jeugdtandarts is mogelijk.

3.8 Orthodontie

Orthodontie betreft de beïnvloeding van de kaakgroei, kaak- en tandstand met verschillende soorten apparatuur.

Uitneembare apparatuur:
- plaatapparatuur;
- activator;
- headgear (buitenbeugel).

Vaste apparatuur op gebitselementen:
- metalen banden en/of brackets (slotjes);
- ingebonden flexibele metaaldraden;
- aanvullende veren, schroeven.

Bij grote afwijkingen wordt wel gebruikgemaakt van kaakchirurgische ingrepen ofwel osteotomie: het verplaatsen van kaken door botsplitsing, repositie en fixatie van kaakdelen.

Specialisatie als medisch specialist: orthodontist

3.9 Parodontologie

Parodontologie is het vakgebied dat zich richt op gezonde steunweefsels van het gebit.

Diagnostiek vindt plaats met behulp van:
- DPSI (Dutch Periodontal Screenings Index);
- pocketstatus: pocketdieptemetingen per gebitselement;
- parodontiumstatus: gedetailleerde beschrijving van de situatie van gingiva, parodontaal ligament en kaakbot.

Therapeutische mogelijkheden:
- instructie mondhygiëne;
- professionele gebitsreiniging: verwijderen aanslag en supra- en subgingivaal tandsteen.

Operatieve ingrepen:
- flapoperatie: reinigen tandwortels met direct zicht;
- vorm corrigerende operaties (gingivectomie);
- tandvleestransplantaties.

Differentiatie: tandarts-parodontoloog

Mondhygiënistes zijn op hbo-niveau binnen dit vakgebied werkzaam als praktijkmedewerker.
Preventieassistenten kunnen onder andere worden ingezet voor voorlichting, polijsten van aanslag en verwijderen van supragingivaal tandsteen.

3.10 Preventieve tandheelkunde

Preventieve tandheelkunde is een onderdeel van de tandheelkunde waarin wordt gestreefd naar het voorkómen van afwijkingen van het gebit en de omgevende steunweefsels door voorlichting en behandelingen.

Patiëntenvoorlichting (primaire preventie):
- hulp bij stoppen met roken;
- instructie mondhygiëne;
- voedingsadvies;
- fluorideadvies.

Preventieve behandelingen (secundaire preventie):
- fluorideapplicatie;
- sealing van gebitselementen.

Tandartsassistenten en preventieassistentes zijn werkzaam binnen dit vakgebied.

Parodontale therapie en kleine restauraties (tertiaire preventie)
Mondhygiënisten nieuwe stijl hebben naast parodontale werkzaamheden ook het restaureren van primaire cariës als taak.

3.11 Prothetiek

Prothetiek betreft uitneembare tandvervangingen.

Volledig onbetande kaak:
- totale prothese: kunsthars boven- of onderprothese;
- volledige prothese: kunsthars boven- én onderprothese.

Gedeeltelijk onbetande kaak:
- partiële plaatprothese: kunstharsbasis, afgesteund op het slijmvlies van de kaak;
- frameprothese: metalen basis, afgesteund op gebitselementen door middel van steunen en ankers;

- overkappingsprothese: kunstharsbasis, afgesteund op natuurlijke tandwortels of implantaten;
- immediaatprothese: direct aansluitend op de extracties over het wondgebied geplaatst en in gebruik genomen.

De tandprotheticus is binnen dit vakgebied als praktijkmedewerker werkzaam.

3.12 Restauratieve tandheelkunde

Restauratieve tandheelkunde omvat het herstel van harde tandweefsels met behulp van vullingen en kroon- en brugwerk.

Plastisch vulmateriaal (vullingen):
- conventioneel: op basis van mechanische retentie: amalgaamvullingen;
- adhesief: op basis van hechting aan het tandweefsel: composiet, compomeer, glasionomeer.

Kroon- en brugwerk:
- conventioneel: overkapping met gegoten kronen en bruggen van metaal en/of porselein, vastgezet met cement op basis van mechanische retentie (houvast door de vorm van de preparatie);
- adhesief: kroon- en brugwerk dat wordt vastgezet met dun vloeibaar composiet zonder dat in mechanische retentie is voorzien.

Als niet-officiële differentiatie geldt 'cosmetische tandheelkunde'.

3.13 Röntgenologie

Röntgenologie is een algemeen medisch vakgebied voor diagnostiek met behulp van röntgenfoto's. In de tandheelkunde wordt gebruikgemaakt van intraorale en extraorale röntgenopnamen.

Intraorale röntgenopnamen:
- bitewing: röntgenopname van kronen van onder- en bovenelementen tegelijkertijd;
- solo: röntgenopname van gebitselementen inclusief de wortel en omgevende structuren;
- opbeetfoto: röntgenopname van onder- of bovenkaak in verticale richting.

Extraorale röntgenopnamen:
- orthopantomogram (OPT): overzichtsfoto van de gehele kaak van links naar rechts, inclusief kaakgewrichten en sinussen;
- röntgenschedelprofielfoto (RSP): röntgenopname van doorsnede van links naar rechts van de schedel.

Begrippenlijst

4.1 Inleiding

Deze verklarende woordenlijst is samengesteld uit de meest gebruikte begrippen in de tandheelkunde. Deze begrippen komen tijdens de tandheelkundige werkzaamheden regelmatig ter sprake en hebben op enige manier een relatie met de assisteerhandelingen aan de stoel.

4.2 Algemeen medische begrippen

abces	Acute plaatselijke ontsteking met pusvorming in het centrum.
anamnese	Voorgeschiedenis op medisch of tandheelkundig gebied.
aspireren	opzuigen, inademen
behandelplan/werkstatus	Gebitsdiagram waarin is aangegeven welke verrichtingen gedaan moeten worden of reeds gedaan zijn. Voorgenomen restauraties kunnen met een lichte kleur worden aangegeven. Na vervaardiging worden ze donker ingekleurd.
consult	Visite of bezoek aan (medisch) dienstverlener.
curetteren	Schoonkrabben
cyste	Niet-fysiologische holte gevuld met vocht, bekleed met epitheel.
diagnose	Vaststelling van de aard van een situatie of ziektebeeld.
dorsaal	Aan/naar de rugzijde/achterzijde van het lichaam.
fistel (pijpzweer)	Met epitheel beklede afvoergang van een onderliggende chronische ontsteking.
fluctuatie	Verplaatsing van vocht (pus) bij indrukken.
fysiologie	Functieleer van het gezonde lichaam.
gebitsdiagram (hoofdstuk 5, figuur 5.1)	Schematische weergave van de gebitselementen die wordt gebruikt om de gebitssituatie of de voorgenomen behandeling in aan te geven.
gegeneraliseerd	Algemeen, overal voorkomend.
incideren	Insnijden
informed consent	Toestemming voor een behandeling na het informeren van de patiënt betreffende alternatieven, risico's, prognose en kosten.

-itis	Ontsteking van …
lokaal	Plaatselijk
medisch gecompromitteerd	Medische omstandigheden waardoor de tandheelkundige behandeling slechts beperkt of met speciale voorzorgsmaatregelen kan plaatsvinden.
muceus	Slijmerig van samenstelling.
oedeem	Zwelling van weefsel door ophoping van vocht.
oedemateus	Gezwollen
oraal	In of via de mondholte.
pathologie	Ziekteleer
prognose	Verwachting voor de toekomst bij een bepaalde aandoening of behandeling.
sereus	Waterig van samenstelling.
sonderen	Aftasten met een dun onderzoeksinstrumentje.
status praesens	Ingevuld gebitsdiagram met alle restauraties, caviteiten, ontbrekende elementen en overige bijzonderheden op een bepaald moment.
ulcus	Oppervlakkige wond met geringe neiging tot genezen, zweer.
ventraal	Aan/naar de buikzijde/voorzijde van het lichaam.

4.3 Tandheelkundige begrippen

bevel	Afgeschuinde rand van preparatie. Bijvoorbeeld om een groter hechtoppervlak voor een composietrestauratie te verkrijgen en een mooie kleurovergang te bewerkstelligen.
box	Plaatselijke verdieping van een preparatie, bevindt zich doorgaans mesiaal of distaal maar kan ook buccaal, palatinaal of linguaal gesitueerd zijn.
brug	Indirecte restauratie ter vervanging van een of meer geheel verloren gegane gebitselementen waarbij het tandvervangende deel één geheel vormt met de indirecte restauratie op buurelementen (pijlers genaamd) of aangrenzende implantaten.
chamfer	Hol uitlopende preparatiegrens voor een kroon.
condenseren	Stevig aandrukken van amalgaam (in de preparatie), waarbij ongebonden kwik omhoog wordt gestuwd.
curetteren	Verwijderen van tandsteen, plaque of ontstekingsweefsel uit tandvleespockets met behulp van rank gevormde scherpe curettes.
decapiteren	Kroon van een gebitselement afslijpen (bij overkappingsprothese).
debris	Achtergebleven voedsel- of slijpresten.

DETI-score	Dutch Endodontic Treatment Index: hulpmiddel bij het analyseren van de moeilijkheidsgraad van een zenuwbehandeling. DETI-score A: ongecompliceerde wortelkanaalbehandeling DETI-score B: gecompliceerde wortelkanaalbehandeling ingedeeld in klasse I (kan in de algemene praktijk worden uitgevoerd) of klasse II of III (bij voorkeur door een gespecialiseerde behandelaar uit te voeren)
DPSI	Dutch Periodontal Screenings Index: snelle methode om de gezondheid van de gingiva vast te stellen. Score 0: gezonde gingiva Score 1: gingivitis zonder tandsteen Score 2: gingivitis met tandsteen Score 3-: pockets van 4-6 mm, zonder gingivarecessies Score 3+: pockets van 4-6 mm met gingivarecessies Score 4: pockets van 6 mm of dieper
drukknopverankering	Ronde metalen bolletjes die op een tandwortel of implantaat zijn bevestigd. In de onderzijde van een gebitsprothese bevinden zich kleine hulsjes die met enige spanning op de knopjes geplaatst kunnen worden. Dit biedt goede retentie (houvast) voor een volledige (onder)prothese.
etsbrug 1 (Marylandbrug of Rosettebrug)	Indirecte restauratie ter vervanging van verloren gegane gebitselementen. Het tandvervangende deel is met behulp van metalen vleugels aan de buurelementen bevestigd.
etsbrug 2 (autologe etsbrug)	Direct in de mond vervaardigde brug waarbij het oorspronkelijke gebitselement (na verwijdering van de radix en afsluiting van de pulpakamer) als brugtussendeel wordt gebruikt. Met behulp van composiet wordt de tand aan de buurelementen bevestigd.
etsbrug 3 (glasvezelbrug)	Direct in de mond vervaardigd composiet brugtussendeel dat met behulp van glasvezel en composiet aan de buurelementen is bevestigd.
excaveren	Met een scherp rond werkblad wegnemen, wegschrapen, krabben.
extraheren	Trekken van gebitselementen.
extirperen	Zenuwstreng verwijderen uit een gebitselement.
frameprothese	Partiële gebitsprothese met een gegoten metalen basis met stevige individuele steunen en ankers. De kunstelementen zijn in roze kunsthars opgesteld.
inlay	Indirecte restauratie van goud, keramiek of composiet. Meestal betreft het een meervlaksrestauratie in de zijdelingse delen waarbij de knobbeltoppen niet worden overkapt.
kroon	Indirecte restauratie van metaal, porselein of keramiek die de tandkroon vrijwel geheel omvat. Wordt met behulp van een gebitsafdruk buiten de mond vervaardigd (meestal in een tandtechnisch laboratorium).
onlay	Indirecte restauratie van goud, keramiek of composiet. Meestal betreft het een meervlaksrestauratie in de zijdelingse delen waarbij een knobbeltop wordt overkapt.
opbouw	Indirecte of uit plastisch vulmateriaal vervaardigde restauratie bij een vitaal element. Deze dient als basis voor een kroon(preparatie).
outline	Buitenste begrenzing van een preparatie.

overkappingsprothese	Gebitsprothese met kunstharsbasis voor grotendeels tandeloze kaken waarin nog enkele gedecapiteerde tandwortels of implantaten aanwezig zijn (al dan niet voorzien van drukknoppen of stegconstructies).
parodontiumstatus (zie hoofdstuk 5, figuur 5.2)	Volledig (digitaal) overzicht van de toestand van het parodontium, waarin opgenomen de aanwezigheid van tandplaque, bloedingen na sonderen, pocketdiepten, recessies, furcatietoegankelijkheid en mobiliteit van de gebitselementen.
partiële prothese	Kunsthars gebitsprothese voor gedeeltelijk onbetande kaak. Kan rond de buurelementen van metalen gebogen ankertjes zijn voorzien voor extra houvast.
pitvulling	Zeer kleine eenvlaksrestauratie op het buccale, linguale of palatinale vlak.
plastische kroon	Directe restauratie van plastisch vulmateriaal waarbij de restauratie praktisch de gehele klinische kroon beslaat.
pocketstatus	(Digitaal) overzicht van de pocketdieptemetingen.
preparatie	Caviteit of fractuur met behulp van boortjes en handinstrumenten zodanig vormgeven (voorbereiden) dat een restauratie geplaatst kan worden.
restauratie	Werkstuk dat verloren gegaan tandweefsel vervangt.
restauratie, directe (vulling)	Bestaat uit plastisch materiaal zoals amalgaam, composiet, compomeer of glasionomeercement dat direct in de mond wordt verwerkt.
restauratie, indirecte	Restauratie van metaal, porselein of keramiek die met behulp van een afdruk of scan buiten de mond wordt vervaardigd (bijvoorbeeld een kroon of brug). Met behulp van dun vloeibaar composiet of dun bevestigingscement wordt de restauratie vastgezet.
restauratie, klasse I	Eenvlaksrestauratie op het occlusale vlak van een (pre)molaar.
restauratie, klasse II	Twee-, drie- of meervlaksrestauratie in een (pre)molaar.
restauratie, klasse III	Twee- of drievlaksrestauratie in een frontelement.
restauratie, klasse IV	Hoekopbouw van een frontelement.
restauratie, klasse V	Eenvlaksrestauratie op (het cervicale gedeelte van) het buccale, linguale of palatinale vlak.
sealant	Verzegeling van fissuren om cariës op die plaatsen te voorkomen.
stegverankering	Gegoten metalen staaf die aan weerszijden is bevestigd op tandwortels of implantaten. Een hulsconstructie in de onderzijde van een gebitsprothese klikt over de steg. Hierdoor ontstaat goede retentie (houvast) voor een volledige (onder)prothese.
step	Het occlusale deel van een klasse II-preparatie.
stiftopbouw	In het wortelkanaal gecementeerde wortelstift met daarop aangebrachte plastische opbouw. Deze dient als basis voor een restauratie bij een avitaal element.
stiftopbouw, gegoten	Indirect vervaardigde wortelstift met aangegoten opbouw.
volledige prothese	Gebitsprothese met volledige kunstharsbasis voor de geheel tandeloze (edentate) onder- en bovenkaak.
vulling	Restauratie van plastisch materiaal ter vervanging van verloren gegaan of aangetast tandweefsel en met herstel van de oorspronkelijke anatomische vorm.

4.4 Begrippen betreffende pathologie van de mondholte[2]

afte	Zeer pijnlijk oppervlakkig zweertje van het mondslijmvlies. Er bevindt zich een fel rode rand rondom deze afwijking.
agenesie	Niet aangelegd zijn van de tandkiem van een gebitselement.
amelogenesis imperfecta	Er zijn twee verschijningsvormen van deze ontwikkelingsstoornis van het glazuur. Hypoplasie: afwijkende vorm (vaak met diepe putjes in het glazuur) Hypocalcificatie: goede vorm, maar zeer slecht van kwaliteit door te geringe verkalking van het glazuur (kaasmolaren).
alveolitis	Ontsteking van de alveolewand binnen 4-7 dagen na extractie.
antrumperforatie	Verbinding tussen de mondholte en de sinus maxillaris (antrum) die is ontstaan na extractie van een (pre)molaar in de bovenkaak waarvan de wortelpunt zich in de sinus (kaakholte) bevond.
avulsie	Door trauma geheel uit de tandkas verwijderd gebitselement, bijvoorbeeld een uitgeslagen tand.
cariës	Afbraakproces van hard tandweefsel door de inwerking van zwakke zuren die door mondbacteriën worden gevormd bij de consumptie van suikers.
caviteit	Lokaal defect van harde tandweefsels, dat is ontstaan door cariës.
cleft	Smalle kloof in de marginale gingiva.
fibroom (irritatiefibroom)	Meest voorkomende goedaardige tumor in de mondholte.
fractuur	Algemeen: breuk, bijvoorbeeld botbreuk. In de tandheelkunde: afgebroken gebitselement. Classificatie: Klasse 1: alleen glazuur gefractureerd Klasse 2: breuk tot in het dentine Klasse 3: pulpa ligt bloot Klasse 4: breuk van de wortel Klasse 5: verticale kroon-wortelfractuur
geïmpacteerd	Volledig aangelegd gebitselement dat niet is doorgebroken.
gingivitis	Ontsteking van de gingiva. Kenmerken: roodheid, zwelling en bloeding bij poetsen. Patiënten hebben geen pijn.
laesie	Algemeen woord voor aantasting (bijvoorbeeld slijmvlieslaesie).
luxatie	Door trauma opgetreden verplaatsing van een gebitselement. Het element is mobiel en staat soms in een afwijkende stand.
necrotische pulpa	Afgestorven pulpaweefsel. Dit moet worden verwijderd omdat het aan de apex irritatie en ontsteking kan veroorzaken in het kaakbot.
obliteratie	Dichtslibben van een wortelkanaal door de afzetting van secundaire dentine. Het kanaal is dan ondoorgankelijk voor instrumentarium.
parodontitis	Ontsteking van het steunweefsel van gebitselementen met verlies van aanhechtingsvezels. Kenmerken: pocketvorming, bloeding bij poetsen of eten, slechte adem en in een vergevorderd stadium mobiliteit van de elementen.

2 Zie ook Standby Praktijkreeks: D.M. Voet, *Zelfstandige (be)handelingen.* Deel 3, hoofdstuk 2, Pijnklachten. Houten 2004: Bohn Stafleu van Loghum

periapicaal abces	Acute pusvormende ontsteking rondom de apex van een gebitselement.
pericoronitis	Ontsteking van het tandvlees rondom een doorbrekend gebitselement.
plaveiselcelcarcinoom	Meest voorkomende kwaadaardige tumor van het mondslijmvlies.
pocket	Verdiepte sulcus gingivalis.
pulpa necrose	Afgestorven pulpaweefsel.
pulpitis	Ontsteking van het pulpaweefsel.
recessie	Teruggetrokken tandvlees. De glazuur-cementgrens is zichtbaar.
sialoliet	speekselsteen
sinusitis	Ontsteking van het slijmvlies in de sinus maxillaris.
submuceus abces	Acute pusvormende ontsteking onder de mucosa van het mondslijmvlies.
tumor	Nieuwvorming, gezwel. Maligne tumor = kwaadaardige tumor Benigne tumor = goedaardige tumor
white spot	Doffe witte verkleuring in het glazuur. Eerste stadium van cariës, waarbij het glazuur slechts is verzwakt en nog niet kapot is.
xerostomie	Droge mond.

4.5 Begrippen betreffende de praktijkhygiëne[3]

aërosol	Nevel rond de behandelstoel bestaande uit microfijne druppeltjes koelwater, bloed en speeksel.
besmetting/ contaminatie	In contact komen met iets.
desinfecteren	Het aantal micro-organismen verminderen tot een aanvaardbaar niveau met behulp van hitte (thermische desinfectie) of chemicaliën (chemische desinfectie).
handsfree	Bediening is mogelijk zonder aanraking met de handen.
infectie	Afweerreactie van het lichaam op binnengedrongen micro-organismen. Dit woord wordt ook vaak gebruikt in de betekenis van besmetting.
kruisinfectie	Besmetting van een patiënt met micro-organismen afkomstig van een andere patiënt.
reinigen	Huishoudelijk schoonmaken van (zichtbare) verontreiniging.
smeercontaminatie	Verontreiniging van oppervlakken en materialen door contact met vieze handschoenen, instrumenten of patiëntenmateriaal.
steriliseren	Bewerking met vochtige hitte van 121 °C of 134 °C gedurende een vastgestelde periode waardoor micro-organismen en bacteriesporen worden gedood.
WIP-richtlijn tandheelkunde	In 1995 door de Werkgroep Infectie Preventie (WIP) uitgevaardigde richtlijn met hygiënemaatregelen voor de tandartspraktijk.

---

3 Zie ook Standby Praktijkreeks: D.M. Voet, *Infectiepreventie van A tot Z*. Houten 2004: Bohn Stafleu van Loghum.

Administratieve bijlagen 5

In dit hoofdstuk zijn enkele formulieren opgenomen die in veel praktijken de basis vormen van de patiëntenadministratie. De formulieren zijn zowel op papier als in digitale vorm in gebruik. Het correct invullen ervan vereist een gedetailleerde instructie en de nodige oefening.

5.1 Gebitsdiagram

In het gebitsdiagram worden de elementen schematisch weergegeven. Er kan informatie worden genoteerd over de toestand van het gebit (status praesens), zoals het ontbreken van gebitselementen, de aanwezigheid van caviteiten, restauraties en de omvang van protheses.

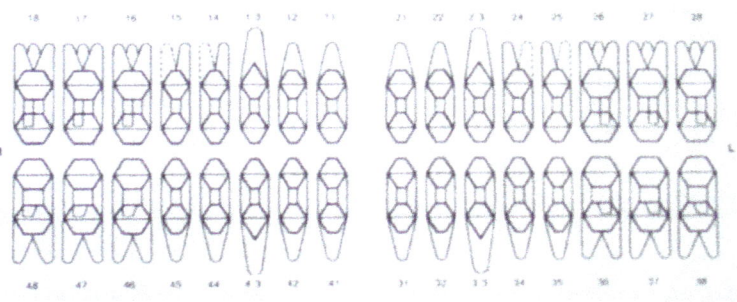

Figuur 5.1
Gebitsdiagram.

5.2 Parodontiumstatus

De parodontiumstatus wordt gebruikt bij het in kaart brengen van de toestand van het parodontium. In het formulier is er ruimte voor het aangeven van de volgende zaken:
- diepte van de pockets;
- aanwezigheid van bloedingen tijdens het sonderen;
- mate van aanhechtingsverlies (teruggetrokken tandvlees);

- toegankelijkheid van furcaties;
- mobiliteit (bewegelijkheid) van de gebitselementen.

Bij een DPSI-score van 3- worden alleen de pocketdieptes genoteerd. Dit is dan een pocketstatus.
Bij ernstiger aandoeningen worden alle items ingevuld. In dat geval spreekt men van een parodontiumstatus.

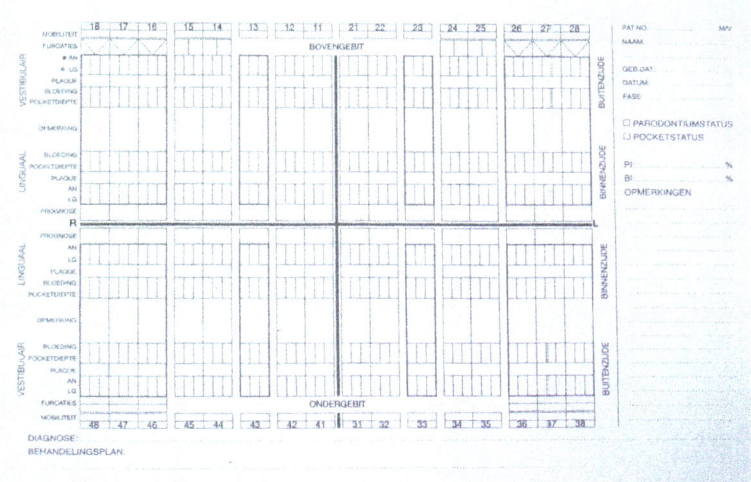

Figuur 5.2
Parodontiumstatus.

5.3 Plaquescorediagram

Na kleuring van de tandplaque in de mond met behulp van zogenaamde disclosing vloeistof wordt in het plaquescorediagram aangegeven op welke plaatsen in de mond zich tandplaque bevindt. Na het uitvoeren van de geschetste berekening wordt duidelijk hoe het met de mondhygiëne gesteld is. Een plaquescore van 15% of minder geldt als een goede score.

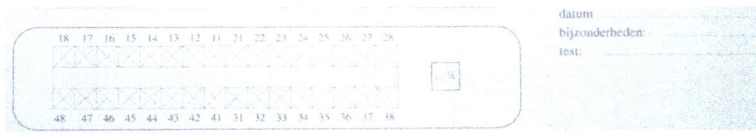

Figuur 5.3
Plaquescorediagram.

DEEL II
INSTRUMENTEN, APPARATUUR EN MATERIALEN IN DE TANDARTSPRAKTIJK

Ter oriëntatie:
Grondige kennis van de praktijkinventaris komt een vlotte en prettige behandeling ten goede. Dit deel biedt in alfabetische volgorde een selectie van de meest gebruikte benodigdheden voor het assisteren bij tandheelkundige behandelingen. Naast de afbeelding, naam en beschrijving wordt tevens de toepassing genoemd.

Een algemene introductie van een product of groep voorwerpen wordt in een cursief tekstgedeelte weergegeven. Vetgedrukte woorden met een asterisk (sterretje) staan elders in deze beeldencyclopedie als zelfstandig begrip omschreven.

6 Beeld-encyclopedie

Adhesief (bonding)

Beschrijving
Het woord adhesief betekent 'verbindend'. Ook veelgebruikt is de term 'bonding agent', kortweg 'bonding'.
Het is een dun-vloeibare doorzichtige (ongevulde) kunsthars die met behulp van een uithardingslamp hard wordt (light cure of kortweg LC).

Toepassing
Hechtlaag tussen harde tandweefsels enerzijds en composiet of compomeer anderzijds. De hechting aan het tandweefsel treedt op doordat het adhesief diep binnendringt in de microscopisch kleine putjes van geëtst tandweefsel. Vervolgens kan composiet of compomeer zich naadloos hechten aan het adhesief.

ADHESIEF 1

Beschrijving
Traditionele bonding bestaande uit twee componenten die in gelijke verhouding worden gemengd voor gebruik.
De tandweefsels moeten zijn voorbewerkt met **ets*** en het dentine bovendien ook met **primer***.

Toepassing
Na mengen lichtdicht bewaren om voortijdige uitharding te voorkomen. Hiervoor zijn kleine mengbakjes met een oranje deksel beschikbaar.
De bonding aanreiken op een microbrush of kwastje. Vervolgens moet de bonding voorzichtig dun worden uitgeblazen. Zuig hierbij goed af om te voorkomen dat het niet-uitgeharde materiaal in contact komt met het slijmvlies van de patiënt; het materiaal kan allergische reacties opwekken.
Tot slot 10 seconden uitharden met de uithardingslamp.

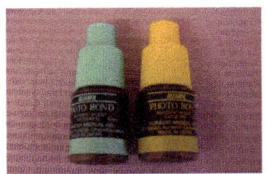

Figuur 6.1

ADHESIEF 2

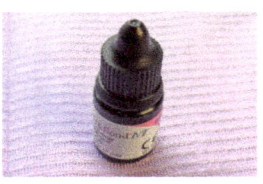

Figuur 6.2

Beschrijving
One step-bondingsysteem, ook wel zelfetsende bonding genaamd. Hierbij hoeft het tandweefsel niet apart te worden geëtst en het dentine niet met primer te worden bewerkt.
Te gebruiken in situaties waarbij etsen van tandweefsel met het daaraan gekoppelde spoelen en drogen te bewerkelijk is. In de kindertandheelkunde wordt daarom veelvuldig van dit bondingsysteem gebruikgemaakt.

Toepassing
De bonding bevat vaak vluchtige oplosmiddelen waardoor het niet mogelijk is de bonding van tevoren klaar te leggen. Bovendien tast het oplosmiddel het oranje plastic van de beschermbakjes aan!
Een druppel direct uit het flesje op een schone microbrush aanbrengen en aanreiken aan de behandelaar.
Afhankelijk van het gebruikte merk moet na een korte wachttijd een tweede laag worden aangebracht. Gebruik daarvoor weer een nieuwe schone microbrush om contaminatie van de inhoud van het flesje te voorkomen.
Bij het dun uitblazen goed afzuigen (zie ook **adhesief 1***).
Ten slotte uitharden met een uithardingslamp.

Afdruklepel

Beschrijving
Metalen vormpje (met stevig handvat) dat juist over een gebitsboog past. Deze metalen afdruklepels, ook wel confectielepels genaamd, worden in standaardmaten geleverd. Een complete set afdruklepels bevat verschillende maten voor zowel brede, smalle, spitse, vierkante, lange en korte kaken. De maat van afdruklepels wordt met behulp van een speciale passer en een meegeleverd maatkaartje opgenomen. De gekozen lepels moeten daarna altijd nog in de mond worden gepast alvorens de afdruk te maken. Een goed passende confectielepel moet overal een vrije ruimte hebben van ongeveer een halve centimeter tussen de lepel en de gebitselementen of kaakwal.
Afdruklepels voor de bovenkaak bedekken het hele verhemelte en hebben daardoor een rechte achterkant.
Afdruklepels voor de onderkaak hebben een uitsparing voor de tong.

Toepassing

Een afdruklepel dient als drager voor een zacht, vervormbaar materiaal dat in de afdruklepel wordt aangebracht. Hierna wordt de gevulde afdruklepel in de mond geplaatst voor het verkrijgen van een kaak- of gebitsafdruk. De geplaatste afdruklepel dient enige tijd zonder een enkele verschuiving gefixeerd te blijven totdat het afdrukmateriaal volledig is uitgehard.

Vervolgens dient de afdruklepel met een korte heftige beweging uit de mond te worden genomen. Hierbij mag het afdrukmateriaal niet losraken van de afdruklepel, omdat het nooit meer in precies dezelfde positie teruggeplaatst kan worden. De afdruk is dan geen zuivere weergave meer van de situatie van de mond van de patiënt.

AFDRUKLEPEL 1: BETANDE KAKEN, GEPERFOREERD

Beschrijving

Afdruklepels voor betande kaken hebben relatief hoog opstaande randen om niet alleen de gebitselementen maar ook een deel van de kaken af te drukken.

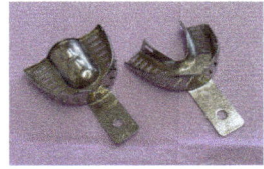

Toepassing

Openingen in de confectielepels bieden bij het in de mond aandrukken van de afdruk gelegenheid aan het afdrukmateriaal om door de perforaties heen te vloeien. Na uitharding is er dan voldoende houvast en blijft het afdrukmateriaal bij het uitnemen goed op zijn plaats.

Figuur 6.3

AFDRUKLEPEL 2: BETANDE KAKEN, GESLOTEN

Beschrijving

Stevige afdruklepel die bij gebruik van stug afdrukmateriaal niet kan vervormen als de lepel met kracht in de mond moet worden aangeduwd.

Gesloten metalen confectielepels bieden houvast aan het afdrukmateriaal door de scherp naar binnen gebogen rand (rimmlock) en overige ondersneden richeltjes.

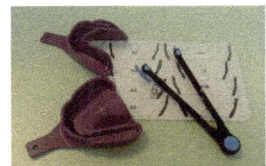

Figuur 6.4

Toepassing

Door het ontbreken van wegvloei-openingen kan bovendien meer kracht worden uitgeoefend dan met een geperforeerde lepel. Bij het afdrukken van kroonpreparaties is dat een voordeel.

AFDRUKLEPEL 3: ONBETANDE KAKEN

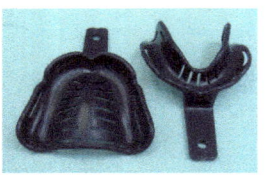

Figuur 6.5

Beschrijving
Afdruklepels voor onbetande kaken hebben een lage, glooiend weglopende rand. Niet alleen omdat er geen gebitselementen meer zijn, maar ook omdat de tandeloze kaak zelf erg is geslonken na het trekken van de gebitselementen. Een geslonken kaak is in de richting van de kaakbasis erg breed van vorm. Met name deze kaakbasis moet in de afdruk komen.

Toepassing
Bij dit type afdruklepel is de pasvorm van zeer groot belang, omdat de pasvorm van de latere prothese voor een belangrijk deel afhangt van een goede eerste alginaatafdruk, de zogenoemde beginafdruk.

AFDRUKLEPEL 4: IMMEDIAAT

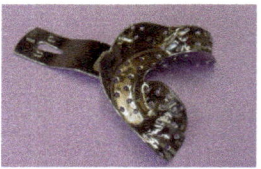

Figuur 6.6

Beschrijving
Afdruklepel met een hoge rand ter plaatse van de frontelementen en een ondiep gedeelte met een lage rand in de zijdelingse delen.

Toepassing
Voor het afdrukken van een gebit waarbij alleen nog frontelementen aanwezig zijn. Vaak toegepast bij een beginafdruk van een immediaatprothese (een direct na het extraheren van de frontelementen over de wonden heen geplaatste prothese).

AFDRUKLEPEL 5: INDIVIDUEEL

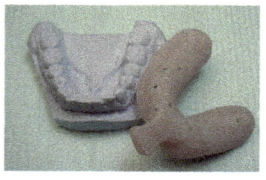

Figuur 6.7

Beschrijving
Wanneer zeer hoge eisen worden gesteld aan de nauwkeurigheid van de afdruk, kan een buitengewoon goed passende individuele afdruklepel worden gebruikt. Deze is speciaal voor de patiënt in het tandtechnisch laboratorium gemaakt van stevige kunsthars. Hiervoor wordt gebruikgemaakt van een gebitsmodel dat met behulp van een eerder gemaakte afdruk met een gewone confectielepel is verkregen.

Toepassing
Individuele afdruklepels zijn vereist voor het vervaardigen van buitengewone precisiebehandelingen zoals het maken van kronen of

frameprotheses. Omdat een individuele lepel overal een gelijk verdeelde en bovendien zeer kleine ruimte biedt voor afdrukmateriaal rondom de gebitselementen en kaken, kan een dunner en daardoor meer nauwkeurig afdrukmateriaal worden gebruikt. Omdat het materiaal overal even dik is, bestaat er minder kans op het vertrekken (en dus vervormen) van de afdruk.

AFDRUKLEPEL 6: HYDROCOLLOÏD

Beschrijving
Gesloten confectielepels die zijn uitgerust met een waterkoelsysteem om tijdens het uitharden in de mond het afdrukmateriaal hydrocolloïd (zie **afdrukmateriaal 2***) af te koelen.

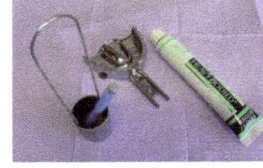

Toepassing
Hydrocolloïd wordt verwerkt nadat het is verwarmd in een warmwaterbad (zie **waterbad 2***).
Veel toegepast voor precisieafdrukken bij traditioneel gegoten kroon- en brugwerk.

Figuur 6.8

Afdrukmaterialen

Beschrijving
Materiaal dat in de mond kan worden toegepast om de vorm en afmetingen van de gebitselementen en de kaken vast te leggen teneinde een natuurgetrouwe nabootsing (replica) te maken van de situatie in de mond. Er bestaan diverse soorten afdrukmateriaal die verschillen in consistentie (stevigheid) en nauwkeurigheid (putty, heavy-, medium- en lightbody). Verder is er onderscheid wat betreft chemische samenstelling. Er zijn natte afdrukmaterialen zoals hydrocolloïd en alginaat, en droge afdrukmaterialen zoals silicone en polyether.
De materialen bestaan uit poeder dat met water moet worden vermengd of een base die met een katalysator wordt gemengd.
Verpakkingsvormen variëren van poeder, tubes, cartridges en soms een katalysator in druppelvorm.

Toepassing
Afdrukmaterialen worden doorgaans toegepast voor het vervaardigen van indirecte werkstukken. Dit zijn werkstukken die buiten de mond worden gemaakt, meestal door een tandtechnisch laboratorium. Voorbeelden hiervan zijn tandprotheses, kronen en bruggen, beugels en gebitsbeschermers. Daarnaast wordt het ook gebruikt voor het vervaardigen van gebitsmodellen aan de hand

waarvan een uitgebreid behandelplan kan worden opgesteld (studiemodellen) of waarmee veranderingen in de tandstand kunnen worden gemeten bij orthodontische behandelingen.

AFDRUKMATERIAAL 1: ALGINAAT

Beschrijving

Poedervormig afdrukmateriaal dat met water moet worden aangemaakt. Het poeder bestaat uit een mengsel van gedroogde algen. Basisafdrukmateriaal voor het vervaardigen van studiemodellen en gipsmodellen waarop gebitsbeschermers, bleeklepels, fluoridelepels, beugels en individuele afdruklepels vervaardigd kunnen worden.

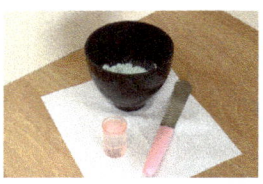
Figuur 6.9

Toepassing

Met behulp van een zogenoemd maatbestek (schepje en maatbekertje) worden poeder en water afgepast. Poeder in mengnap overbrengen en water in één keer toevoegen. Poeder en water worden stevig met elkaar vermengd.

Alginaatafdrukken zijn zowel gevoelig voor uitdroging als voor zwelling bij verblijf in te droge of te vochtige omgeving en moeten zorgvuldig worden verpakt in een omgeving die met vocht is verzadigd (goed afgesloten plastic zakje met eventueel een stukje natte tissue om het handvat van de afdruklepel).

AFDRUKMATERIAAL 2: HYDROCOLLOÏD

Beschrijving

Gebruiksklaar afdrukmateriaal op basis van algen, in tubes en carpules verpakt. De tubes worden gebruikt om de afdruklepel te vullen en de carpules zijn voor het omspuiten van de (kroon)preparatie in de mond. Het materiaal is bij uitstek bruikbaar voor precisieafdrukken ten behoeve van kroon- en brugwerk. Hydrocolloïd is een materiaal op waterbasis en verdraagt daardoor enige vochtigheid op de af te drukken locatie. Deze eigenschap wordt hydrofiel genoemd: vochtminnend.

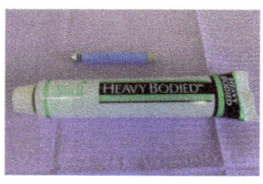
Figuur 6.10

Toepassing

Door verwarming van de verpakkingen in een waterbad, wordt het materiaal zacht-vloeibaar en kan het in de mond worden verwerkt. De carpules kunnen met behulp van de spuittechniek worden ge-

bruikt (direct rond de af te drukken preparatie met een dunne tip of spuit aanbrengen van afdrukmateriaal).
Het materiaal uit de tubes wordt gebruikt om de speciale afdruklepel (met koelsysteem) te vullen en een totale afdruk over het gespoten gedeelte te nemen.

AFDRUKMATERIAAL 3: PUTTY

Beschrijving
Dient als basismateriaal bij het vervaardigen van een tweefaseafdruk. Eerst wordt met behulp van putty in een confectielepel een 'individuele lepel' gemaakt. De putty wordt ter plaatse van de kroonpreparatie iets weggesneden om plaats te maken voor een nauwkeurig, dun afdrukmateriaal. De tweede afdruk wordt nu gemaakt door rond de preparaties met de spuittechniek een nauwkeurig (dun) afdrukmateriaal aan te brengen en hieroverheen de 'individuele lepel' stevig aan te drukken.

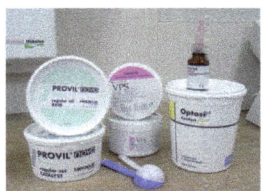

Figuur 6.11

Toepassing
Zeer stug afdrukmateriaal dat door het kneden van gelijke delen base en katalysator (verharder) gebruiksklaar wordt gemaakt.
Let op: Bij sommige soorten is contact met latex verboden omdat dan de uitharding niet meer op gang komt (het betreft zogenoemde additiesiliconen ofwel A-siliconen).

AFDRUKMATERIAAL 4: HEAVYBODY, MEDIUMBODY, LIGHTBODY

Beschrijving
Min of meer vloeibare afdrukmaterialen die door het mengen van base en katalysator worden klaargemaakt. De base is altijd een pasta en de katalysator kan zowel in de vorm van pasta als in de vorm van druppeltjes worden toegevoegd.
Materialen op polyetherbasis (Impregum) zijn hydrofiel, die op siliconenbasis zijn echter hydrofoob (waterafstotend).

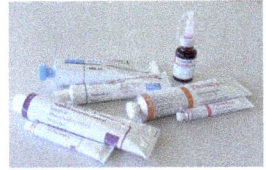

Figuur 6.12

Toepassing
Uitstekend materiaal voor precisieafdrukken. Veel toegepast voor afdrukken van kroonpreparaties en afdrukken met een individuele afdruklepel voor (volledige) protheses. Heavybody materiaal wordt direct in een afdruklepel toegepast en de medium- en lightbody

varianten kunnen bij kroonpreparaties met behulp van een afdrukspuit direct in de mond worden aangebracht.

Individuele afdrukken voor gebitsprotheses worden meestal met zeer dun vloeibaar afdrukmateriaal gemaakt dat dun in de individuele lepel wordt aangebracht.

Afdrukmateriaal mengen

Beschrijving

Met uitzondering van hydrocolloïd moeten alle afdrukmaterialen worden gemengd voor gebruik. Er is keuze uit handmatig mengen en automatisch mengen.

Voor handmatig mengen wordt gebruikgemaakt van een **mengnap***, **mengblok*** en **mengspatel***. Mechanisch mengen kan met een elektrische **alginaatmengmachine*** (of **Pentamix***) of met behulp van speciale opzettips die de twee componenten kant-en-klaar gemengd aanleveren in een zogenoemd **mengpistool***.

Toepassing

Handmatig mengen van afdrukmaterialen wordt in toenemende mate verdrongen door machinaal mengen en het gebruik van mengtips.

De kwaliteit van handgemengde materialen is over het algemeen iets lager door geringere controle op de samenstelling. De afgepaste hoeveelheden kunnen afwijken van de voorschriften van de fabrikant en er kunnen zich gemakkelijk luchtbellen in het mengsel vormen. De toegepaste mengtijd met de daaraan gerelateerde uithardingstijd is niet altijd even nauwkeurig vast te leggen.

AFDRUKSPUIT

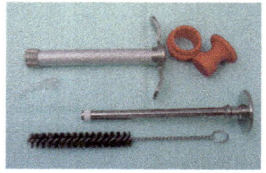

Figuur 6.13

Beschrijving

Metalen buisje met aan de voorzijde een schroefring waaraan een plastic spuittipje bevestigd kan worden. Aan de achterzijde rond de opening bevindt zich een dubbelzijdige metalen vleugel. Hier kan de rode kunststof vuldop geplaatst worden bij het vullen van de spuit. Een losse rode stop duwt het afdrukmateriaal vervolgens in de metalen buis. Na wegnemen van de vuldop wordt de plunjer in de spuit gebracht en kan het afdrukmateriaal via het spuittipje aan de andere zijde worden gedoseerd.

Toepassing

Plaats een plastic spuittipje. Vul de afdrukspuit met afdrukmateriaal met behulp van de vuldop wanneer handmatig is gemengd. Bij mechanisch gemengd afdrukmateriaal is geen vuldop nodig omdat de mengtip van de Pentamix direct in de afdrukspuit kan worden geplaatst om de spuit te vullen.[4]

AFZUIGBLOK

Beschrijving

Stevige slanghouder aan of in de directe omgeving van de unit. Er is een houder voor een nevelafzuiger, speekselafzuiger en vaak nog een derde instrument (cure uithardingslamp).

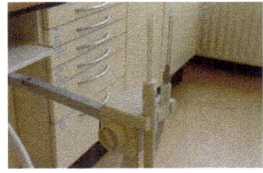

Figuur 6.14

Toepassing

Parkeerplaats van de afzuigers die tijdens de behandeling worden gebruikt. Als beide slangen zich in de houder bevinden, is door middel van een drukcontact in de mond van de slanghouder de afzuigmotor uitgeschakeld.

Afzuigers

Beschrijving

Aanzetstuk dat wordt geplaatst op het mondstuk van de afzuigslang. Bij inschakeling van de afzuigmotor kan speeksel, water, bloed en andere ongerechtigheid uit de mond van de patiënt worden gezogen.
Voor verschillende toepassingen bestaan diverse afmetingen en vormen afzuigers.[5]

Toepassing

Goede afzuiging is nodig om het werkterrein voor de behandelaar overzichtelijk te houden. Bovendien is het bij gebruik van spraykoeling belangrijk om de gevormde nevel (aërosol) weg te zuigen. Deze nevel is erg besmettelijk voor het behandelteam en voor volgende patiënten. Het comfort van de patiënt neemt ook toe bij goede afzuiging tijdens een behandeling.

---

4 Zie verder Deel III: Tekst en filmfragment '8 Mengen van afdrukmateriaal voor spuitafdruk kroonpreparatie'.
5 Zie verder Deel III: Tekst en filmfragment '4 Afzuigen algemeen'.

AFZUIGER 1: DÜRR-NEVELZUIGER

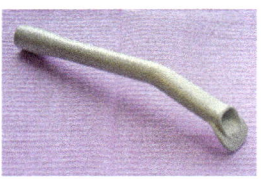

Figuur 6.15

Beschrijving
Grote kunststof afzuigbuis met grote diameter en brede bek. De buis is bedoeld voor hergebruik en kan in de **thermodesinfector*** voldoende worden gereinigd en gedesinfecteerd. (De buis kan ook worden gesteriliseerd in een autoclaaf die geschikt is voor hol instrumentarium, zie **autoclaaf***.)
De brede bek is afgerond en voelt comfortabel voor de patiënt. Bij mogelijke aanraking met een draaiende boor tijdens de behandeling kan de rand rafelig en scherp worden. Na verloop van tijd kan er ouderdomsverkleuring van het kunststof optreden waardoor het instrument geen frisse indruk meer maakt, ook al is het schoon. De naam is ontleend aan de fabrikant Dürr.

Toepassing
Deze solide nevelafzuiger werkt prettig voor de assistente door de licht geknikte vorm en de robuuste uitvoering. De afzuiger kan stevig worden vastgepakt en optimaal wang en tong opzij houden. De brede bek is in het gebruik bij jongere patiëntjes soms wat lastig.

AFZUIGER 2: DISPOSABLE NEVELAFZUIGER

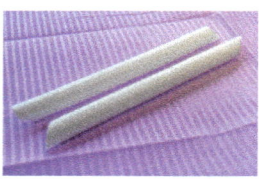

Figuur 6.16

Beschrijving
Solide rechte nevelafzuiger van stevig kunststof. De diameter is kleiner dan die van de Dürr-afzuiger, waardoor er krachtiger kan worden afgezogen, maar op een kleiner werkgebied. Er is een verloopstukje nodig voor het plaatsen op de afzuigslang. Dit verloopstukje blijft bij het verwisselen van de afzuigbuis op het mondstuk van de afzuigslang aanwezig en wordt als één geheel met de afzuigslang gedesinfecteerd. De afzuigbuizen zijn bedoeld als disposable.

Toepassing
Stevig genoeg om de wang of een sterke tong goed opzij te houden zonder te buigen of te knakken. De zuigkracht is voldoende om tijdens de behandelingen gevormde nevel af te zuigen (aërosolbeperking). De zuiger 'kleeft' makkelijk aan de tong of de wang door de grote zuigkracht. Om dit te voorkomen zijn er losse opzetstukjes in de vorm van een 'vogelkooitje'.
De scherp afgesneden rand is pijnlijk voor de patiënt bij aanraking van het tandvlees. Opzet-'mondjes' bevorderen het comfort en ma-

ken vrijwel zonder verlies van de zuigkracht het werkterrein iets groter.

AFZUIGER 3: SPEEKSELZUIGER

Beschrijving
Flexibele kleine afzuiger voor gebruik op de kleine afzuigslang. De diameter, en daarmee ook de zuigcapaciteit, is gering. De versteviging met koperdraad maakt het mogelijk om de zuiger in elke gewenste kromming te buigen (zonder knakken, anders zou de doorgang worden versperd).

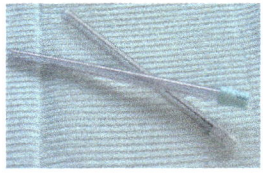

Figuur 6.17

Toepassing
Dit klassieke speekselzuigertje wordt vaak door solitair werkende behandelaars toegepast. In de mondhoek wordt dan een gebogen zuigertje gehangen dat constant achter in de mond het speeksel en overtollige koelwater wegzuigt. De behandelaar kan daardoor over beide handen beschikken bij het uitvoeren van de behandeling.
Bij assistentie aan de stoel wordt dit zuigertje vaak als tweede zuiger toegepast, hetzij zelfstandig hangend in de mondhoek, hetzij om de wang en tong opzij te houden zodat de assistente goed zicht heeft op het werkgebied. De grote nevelafzuiger kan daardoor vaak dichterbij en nauwkeuriger worden geplaatst bij het boren, wat meer reductie geeft van de aërosol.
Het dopje ('vogelkooitje') is afneembaar voor het geval er een stukje vulling of iets dergelijks opgezogen moet worden. Dit kan zo nodig ook weer worden teruggeplaatst.

AFZUIGER 4: HYGROFORMIC SPEEKSELZUIGER ('KRULLETJE')

Beschrijving
Gebogen speekselzuigertje, ook wel varkensstaartje of kortweg 'krulletje' genoemd. Voor plaatsing op de kleine afzuigslang is een verloopstukje nodig. Hiervan is een kleine hoeveelheid in de verpakking meegeleverd. Hiervoor kan ook gebruikgemaakt worden van een (in stukjes geknipte) rechte speekselzuiger. De zuiger kan eenvoudig worden uitgetrokken om de krul te verlengen. Het zuigertje klemt zichzelf vast tegen de mondbodem wanneer de onderkant van de onderste lus onder de kin wordt geklemd. De behandelaar en assistente houden beide handen vrij om te instrumenteren.

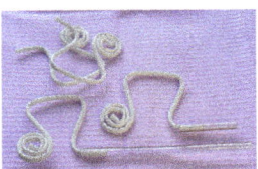

Figuur 6.18

Toepassing

Wordt veel toegepast bij behandelingen in de onderkaak. De tong wordt door dit 'hekje' keurig weggehouden van het werkterrein tijdens het boren en het vullen.

Omdat de zuigcapacitiet gering is, kan het nodig zijn om extra wattenrollen aan te brengen tussen het zuigertje en de tandboog. Hoewel het 'krulletje' uit zacht plastic bestaat met een inwendige draadversteviging kan er ongemak ontstaan bij de patiënt als er te veel druk op de mondbodem wordt uitgeoefend door het zuigertje. Deze zuiger is (uiteraard) disposable.

AFZUIGER 5: SVEDOPTER

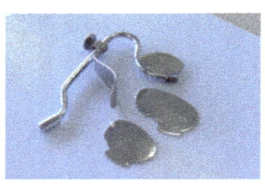

Figuur 6.19

Beschrijving

Metalen variant van de 'krulspeekselzuiger'. Bestaat uit twee delen: het zuiggedeelte en de verwisselbare tongschildjes. Deze zijn er in drie maten. Een veermechanisme in de bocht van het zuiggedeelte maakt het vastklikken van het gewenste schildje mogelijk.

De schroef aan de kinklem kan over de zuiger bewegen om in de juiste positie te worden aangebracht.

Toepassing

Dit metalen 'gevaarte' heeft dezelfde toepassing als het 'krulletje'. Het is echter veel minder wendbaar in de mond en ook door de patiënten wordt deze zuiger niet als eerste keus ervaren. De stugge klem en het rigide metaal geven bij geen enkele beweging van de tong of mondbodem mee, hetgeen vaak pijnlijke momenten oplevert bij slikken.

AFZUIGER 6: CHIRURGISCHE AFZUIGTIP

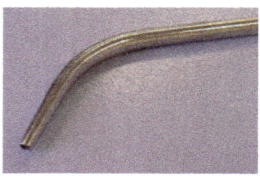

Figuur 6.20

Beschrijving

Metalen afzuiger met zeer fijne afgeronde opening. Verenigt een kleine afzuigopening met een stevige, onbuigzame solide schacht. Door de kleine opening is een zeer plaatselijke en toch krachtige afzuiging van het operatieterrein mogelijk. Voor hergebruik in de thermodesinfector en daarna in de autoclaaf.

Toepassing

Geschikt om zeer gericht het operatieterrein bloed- en speekselvrij te houden. Door de starre schacht kan er veel kracht op de afzuiger worden uitgeoefend, bijvoorbeeld bij het opzij houden van wang of tong. Dit maakt het (langdurig) in de juiste positie houden tijdens een operatieve ingreep zeer goed mogelijk.

AIROTOR (TURBINEHOEKSTUK)

Beschrijving
Met perslucht aangedreven boor**hoekstuk***. In de kop bevindt zich een kleine turbine waarvan de schoepen gaan draaien als er perslucht tegenaan komt. Deze draaiing wordt in het centrum van de turbine overgebracht op vastgeklemde (FG-)**boren***. Het toerental van een airotor is 320.000 omwentelingen per minuut. Dit is het hoogste van alle typen boren die in de tandheelkunde worden gebruikt.

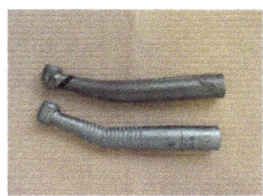

Figuur 6.21

Toepassing
Voor het uitboren van vullingen en het prepareren van allerlei restauraties kan een airotor uitstekend worden toegepast. De enorme snelheid is daarvoor een belangrijke reden. Wanneer tijdens het boren te veel druk wordt uitgeoefend, verliest de turbine snelheid en ook het hoge 'gierende' geluid wordt wel als minpunt ervaren door behandelaars.

Alcohol

Beschrijving
Heldere, sterk ruikende waterdunne vloeistof bestaande uit gedestilleerd water en 70 à 80 procent alcohol, verpakt in literflessen en 5 literjerrycans.

Toepassing
Chemische desinfectie van oppervlakken, instrumenten en materialen.

ALCOHOLDOEKJES

Beschrijving

Goed sluitend reservoir met *one way*-uitneemmogelijkheid van met alcohol geïmpregneerde doekjes. Er zijn verschillende afmetingen beschikbaar.

Toepassing

Afnemen van met alcoholspray bevochtigde oppervlakken. Hierna dient opnieuw alcoholspray te worden aangebracht die aan de lucht zal drogen.

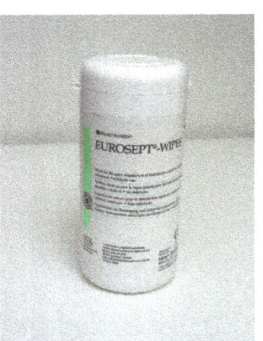

Figuur 6.22

ALCOHOLDRUPPELAAR

Beschrijving

Metalen reservoirtje met holle uitsparing, bovenop uitgerust met een pompmechanisme dat druppelsgewijs alcohol in het holle gedeelte laat vloeien.

Toepassing

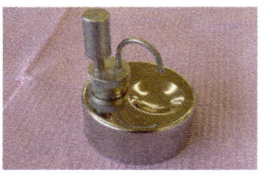

Figuur 6.23

Voor desinfectie van kleine voorwerpen die daartoe gedurende 5 minuten in de alcohol dienen te verblijven.
Niet geschikt voor desinfectie van boortjes, omdat de kans op roestvorming van de boortjes toeneemt.

ALCOHOLVERSTUIVER

Beschrijving

Flacon met verstuivingshulpstuk om de alcohol te kunnen verspreiden over te desinfecteren oppervlakken.

Toepassing

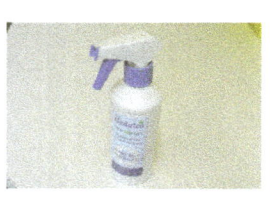

Figuur 6.24

Aanbevolen werkwijze voor het desinfecteren van gladde oppervlakken en hulpmiddelen is spray-wipe-spray.[6]

---

[6] Zie ook Standby Praktijkreeks: D.M. Voet, *Infectiepreventie van A tot Z*. Houten 2004: Bohn Stafleu van Loghum.

ALGINAATMENGMACHINE

Beschrijving
Mengmachine voor alginaat die het poeder en water op hoge toeren tot een buitengewoon soepel en luchtbelvrij alginaat kan mengen. De verwerkingstijd is door de egale samenstelling bij elke aangemaakte portie vrijwel constant.

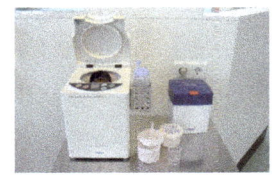

Figuur 6.25

Toepassing
Alginaatpoeder en water nauwkeurig afpassen met maatbestek en in bijgeleverd potje doen. Deksel stevig sluiten, even krachtig schudden (met de vinger op het gaatje in de deksel) en potje in de machine plaatsen. Klep sluiten en 10 seconden laten mengen.

Amalgaam

Beschrijving
Mengsel van diverse metalen (legering) in poedervorm of tabletvorm dat gemengd moet worden met kwik om verwerkt te kunnen worden tot vulmateriaal. De belangrijkste metalen in de amalgaamlegering zijn zilver en koper. Na mengen met kwik ontstaat een zachte vervormbare massa (plastische massa) die na verloop van tijd hard wordt. Het mengen van amalgaampoeder en kwik geschiedt door met hoge frequentie de beide materialen in een capsule te schudden (tritureren). De schudtijd varieert per merk en type van slechts enkele seconden tot ruim 30 seconden (trituratietijd).

Toepassing
Veelvuldig toegepast vulmateriaal door goede materiaaleigenschappen zoals grote hardheid, slijtvastheid en vormvastheid. Als negatieve eigenschappen kunnen worden genoemd de donkere ('zwarte') kleur, de afgifte van kwik tijdens het kauwen en de grote preparaties die nodig zijn om mechanische retentie (houvast) voor het materiaal te bewerkstelligen. Amalgaamresten moeten onder water in een afgesloten pot worden bewaard en met het chemisch afval van de praktijk worden afgevoerd.

AMALGAAMCAPSULE

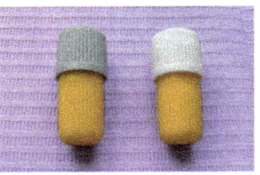

Figuur 6.26

Beschrijving
Plastic kokertje met (schroef)dop waarin zich amalgaampoeder en kwik bevinden. De capsules kunnen handmatig worden gevuld met tabletten amalgaam en druppels kwik. Vaak wordt er ook een metalen staafje (pestel) toegevoegd om het schudproces beter te laten verlopen. Veiliger is het gebruik van voorgedoseerde capsules waarin het amalgaampoeder en het kwik gescheiden zijn door een dun (plastic) vliesje dat losschiet door de kracht van het schudden. De voorgedoseerde capsules zijn verkrijgbaar met verschillende hoeveelheden amalgaam, de zogenoemde 1-, 2- of 3-spillcapsules.

Toepassing
De capsule moet met grote snelheid worden geschud. Soms moeten voorgedoseerde capsules eerst nog (door druk) worden geactiveerd, zodat het kwik in contact wordt gebracht met het amalgaampoeder. Na beëindigen van de trituratie kan het plastische amalgaam uit de capsule worden geschud. Aanwezige vliesjes of pestels worden met een pincet verwijderd en het amalgaam is klaar voor gebruik.

AMALGAAMPICK-UP

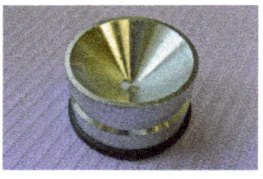

Figuur 6.27

Beschrijving
Metalen bakje met zware brede voet. Het bakje loopt aan de binnenzijde schuin af en heeft een vlak bodempje.

Toepassing
Pick-up in de vuist nemen en met de andere hand het amalgaampistool vullen. Het amalgaam kan eenvoudig worden opgepikt uit dit bakje, omdat de vlakke bodem het amalgaam telkens goed op de bodem samenbrengt bij het vullen van het amalgaampistool.

AMALGAAMPISTOOL

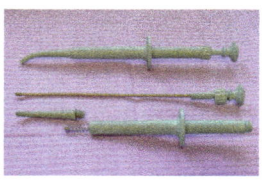

Figuur 6.28

Beschrijving
Metalen of kunststof hol instrument dat binnenin is voorzien van een veer met een duwmechanisme. De holle ruimte kan worden gevuld met amalgaam door de opening in vers aangemaakt (zacht) amalgaam te duwen.

Toepassing

Dit instrument transporteert het amalgaam tot in de preparatie. Voor de toepassing in de boven- of onderkaak bestaan verschillende uitvoeringen met een min of meer gebogen uiteinde. Na elk gebruik het pistool demonteren en vanbinnen schoonragen om te voorkomen dat uitgeharde korrels amalgaam het duwmechanisme laten vastlopen.

AMALGAAMSCHUDDER

Beschrijving

Mengmachine waarin met behulp van twee 'armpjes' een capsule kan worden vastgeklemd. Met behulp van een tijdschakelaar kunnen verschillende schudtijden worden geprogrammeerd.

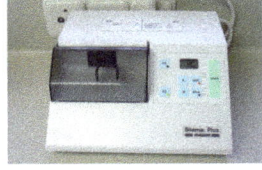

Toepassing

Na inschakelen van het apparaat wordt met hoge frequentie de capsule heen en weer bewogen (getritureerd).

Figuur 6.29

AMALGAAMSTOPPER

Beschrijving

Handinstrument om amalgaam aan te duwen, te condenseren. De instrumenten zijn bij voorkeur uitgevoerd met een rond plat uiteinde om veel kracht op het amalgaam uit te oefenen. Ronde instrumenten worden ook veel toegepast (**Ash 49***), maar deze zijn minder effectief om amalgaam in alle hoekjes van de preparatie te drukken.

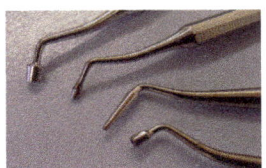

Figuur 6.30

Toepassing

Door het condenseren van het vers aangemaakte amalgaam wordt overtollig kwik naar de bovenzijde van de restauratie gedreven. Na verwijderen van deze kwikrijke bovenlaag ontstaat een kwalitatief sterkere amalgaamrestauratie. Stevig gecondenseerde restauraties hebben een goed verdichte toplaag zonder porositeiten. Dit komt de levensduur van de restauratie ten goede.

Anesthesie

Beschrijving

Verdoving of gevoelloosheid. Wanneer slechts een (klein) deel van het lichaam is verdoofd, spreekt men van lokale anesthesie. Dit is met eenvoudige middelen te bereiken in elke medische praktijk. Bij verdoving van het gehele lichaam spreken we van algehele anesthesie. Dit wordt bereikt met narcose. Patiënten beschrijven het verschijnsel lokale anesthesie meestal met 'het wordt dik' of 'het voelt doof aan'.

Verdoving kan op verschillende plaatsen worden toegepast: aan de oppervlakte van het lichaam (oppervlakteanesthesie); in de omslagplooi ter hoogte van de apex van het te verdoven gebitselement (infiltratieanesthesie); op de plaats waar de meeste zenuwtakjes van een heel gebied samenkomen (geleidingsanesthesie); direct in het ligamentum parodontale (intraligamentaire anesthesie).

Toepassing

Wegnemen van pijnprikkels tijdens behandelingen. Patiënten voelen zich prettiger en zijn daardoor minder angstig. Hartpatiënten en astmapatiënten ervaren bij goede anesthesie minder stress in de behandelstoel en daardoor neemt de kans op medische complicaties tijdens de behandeling af.

Oppervlakteanesthesie kan vooraf worden toegepast op de plek waar een injectie gaat plaatsvinden.

Infiltratieanesthesie kan worden toegepast bij gebitselementen in de bovenkaak omdat het kaakbot daar de vloeistof kan opnemen en verspreiding rond de apex kan plaatsvinden. Het wordt bij kinderen ook gebruikt, omdat hun kaakbot nog dun genoeg is voor infiltratie van de vloeistof.

Geleidingsanesthesie wordt toegepast voor verdoving in de onderkaak omdat het kaakbot daar te dik is om de vloeistof te laten binnendringen tot bij de wortelpunten.

Intraligamentaire anesthesie kan worden gebruikt voor zeer lokale verdoving van slechts één gebitselement of als extra verdoving als voorgaande methoden niet afdoende zijn aangeslagen.

ANESTHESIE 1: CARPULES

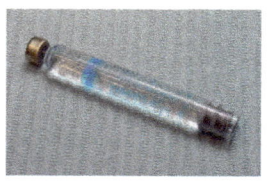

Figuur 6.31

Beschrijving

Verdovende vloeistof verpakt in glazen carpules met 1,8 ml inhoud, bedoeld om per injectie in de lichaamsweefsels te worden aangebracht. De carpules zijn steriel verpakt en zijn aan de voorzijde afgesloten door een metalen kapje met in het midden een rubber stopje waar de injectienaald doorheen geprikt kan worden. De achterzijde is afgesloten met een rubber stop van ongeveer 1 cm dikte. Er is onderscheid te maken naar verschillende chemische werkzame stoffen en ook naar het wel of niet aanwezig zijn van een vasoconstrictor (bloedvatvernauwer) om de vloeistof minder snel door de bloedbaan te laten afvoeren. Raadpleeg voor details over de samenstelling altijd de bijsluiter van het betreffende middel.

Toepassing
Zwangere patiënten mogen worden verdoofd met verdovingsvloeistof die articaïne bevat. Bij medisch gecompromitteerde patiënten (diabetes, hartklachten enzovoort) moet soms gebruikgemaakt worden van een verdovingsvloeistof die geen adrenaline bevat. Bij gebleken allergie voor verdoving moet heel nauwkeurig onderzoek uitwijzen of het daarbij gaat om een reactie op het middel zelf of om een reactie op het conserveringsmiddel dat in de vloeistof is verwerkt.

ANESTHESIE 2: ZALF OF SPRAY

Beschrijving
Producten met verdovende werking. Vloeibare vorm in sprayflacon en vastere vorm als zalf in tube. Geschikt om lichaamsoppervlakken te verdoven (oppervlakteanesthesie).

Toepassing
Bij voorkeur niet direct in de mond sprayen i.v.m. de onaangename smaak, de grote hoeveelheid die per 'puf' vrijkomt en de geringe controle over het verspreidingsgebied. Spray of zalf op een wattenrol aanbrengen en deze op de te verdoven plek vasthouden gedurende ongeveer 1 minuut.

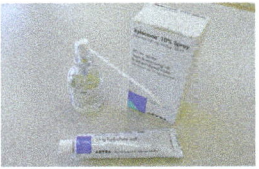

Figuur 6.32

Anesthesienaalden

Beschrijving
Holle metalen naald met scherpe bevelvormige punt en schroefvatting. De naald is steriel verpakt in een tweedelige plastic beschermhuls waarvan de beide delen aan elkaar verzegeld zijn. Bij openen verbreekt de verzegeling. Naalden die niet verzegeld worden aangetroffen, gelden als niet steriel en mogen niet (meer) worden gebruikt. Ze dienen te worden afgevoerd naar de afvalcontainer met scherp afval.

Toepassing

De verzegeling wordt verbroken door een draaiende beweging van de dop. Na afnemen van de dop kan deze op het andere eind van de huls worden geplaatst om na gebruik de naald gesloten te kunnen afvoeren. Breng de achterzijde van de naald zorgvuldig in de opening van de injectiespuit en draai de naald stevig vast. Vlak voor gebruik de dop iets lostrekken. (Beslist niet draaien omdat de naald dan kan losgaan.)

ANESTHESIENAALDEN 1: CARPULESPUITNAALDEN

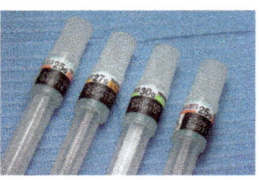

Figuur 6.33

Beschrijving

Injectienaalden zijn in verschillende dikten en lengten verkrijgbaar, afhankelijk van de toegepaste anesthesiemethode. De kleur van de dop (per fabrikant verschillend!) geeft informatie over de lengte en dikte van de naald.

Toepassing

Voor het toedienen van infiltratieanesthesie kan gebruikgemaakt worden van een korte, dunne naald. Geleidingsanesthesie in de onderkaak vereist een lange dikke naald om de nervus alveolaris inferior te kunnen bereiken ter hoogte van het foramen mandibulae (zie deel I, hoofdstuk 2).

ANESTHESIENAALDEN 2: CITOJECTNAALDJES

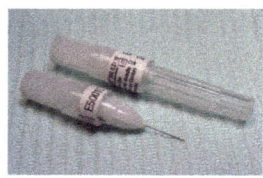

Figuur 6.34

Beschrijving

Opvallend kleine anesthesienaaldjes voor gebruik in combinatie met een citoject.

Toepassing

Deze kleine en uiterst dunne naaldjes zijn geschikt om in het parodontale ligament te worden aangebracht. Er is buitengewoon nauwkeurig mee te werken vanwege de kleine afmetingen.

Anesthesiespuiten

Beschrijving

Metalen houder voor anesthesiecarpules voorzien van een schroefdraad voor het bevestigen van een anesthesienaald en bovendien uitgevoerd met een mechanisme om de vloeistof goed gedoseerd toe te dienen. Meestal is dat een metalen 'stopper' (plunjer) met platte of haakvormige stempel die tegen de rubber stop in de achterzijde van de carpule duwt.

Toepassing

Algemeen toegepast instrument voor het toedienen van lokale verdoving. De plaats van toediening stelt bepaalde eisen aan de anesthesiespuit die in de vormgeving terug te vinden zijn. Voor het toepassen van aspiratie (terugzuigen van vloeistof) zijn speciale mechanismen ontwikkeld en ook voor intraligamentaire anesthesie is een modificatie van de carpulespuit doorgevoerd.

ANESTHESIESPUITEN 1: ASPIRATIESPUIT

Beschrijving

Injectiespuit waarmee tijdens het toedienen van de verdovingsvloeistof gecontroleerd kan worden of een bloedvat is aangeprikt. (Dit dient te allen tijde te worden voorkomen!) Met behulp van een haakmechanisme van de stempel in de rubber afsluitplug van de carpule kan vloeistof worden teruggezogen in de carpule als de plunjer wordt teruggetrokken.

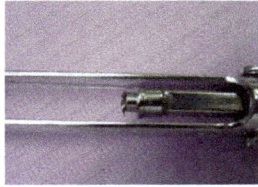

Figuur 6.35

Ook zijn er automatische aspiratiespuiten met een veermechanisme rond het insteekpunt van de naald. Bij het toedienen van de vloeistof wordt druk uitgeoefend op de carpule en dus op de veer. Onderbreking van de kracht op de plunjer laat de veer ontspannen, waardoor er onderdruk in de carpule ontstaat en er vloeistof (of dus eventueel bloed) wordt teruggezogen in de carpule. Zo nodig moet dan elders opnieuw worden geprikt om een injectie in een bloedvat (intravasale injectie) te voorkomen.

Toepassing

Aspiratiespuiten dienen in elk geval te worden gebruikt voor het toedienen van geleidingsanesthesie in de onderkaak. In de directe omgeving van het foramen mandibulae bevinden zich veel grote anatomische structuren, waaronder grote bloedvaten. Daardoor is de kans op het geven van een intravasale injectie relatief groot. De gevolgen daarvan kunnen ernstig zijn, zeker als er verdovingsvloeistof met adrenaline is gebruikt.
Veiligheidshalve is het aan te bevelen om altijd van een aspiratiespuit gebruik te maken, omdat in principe op elke plaats een (klein) bloedvat aangeprikt kan worden en daarop gecontroleerd moet worden.
Bij niet-automatische aspiratiespuiten moet éérst de plunjer stevig in de rubber stop worden gehaakt voordat de naald wordt aange-

bracht, anders kan er geen druk worden opgebouwd voor het bevestigen van de plunjer en is de carpule leeg gespoten voordat de plunjer goed en wel vastzit. (Dit maakt dit type ongeschikt voor het tussentijds aanbrengen van een nieuwe carpule; automatische aspiratiespuiten kunnen eenvoudig van een nieuwe carpule worden voorzien.)

ANESTHESIESPUITEN 2: CITOJECT

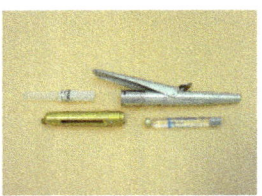

Figuur 6.36

Beschrijving
Vrijwel gesloten metalen kokertje met schroefvatting voor een anesthesienaald waarin een anesthesiecarpule kan worden geplaatst. Het kokertje bestaat uit twee delen die na plaatsen van de carpule worden gesloten. Een klikmechanisme biedt de mogelijkheid om met zeer grote kracht een klein beetje anesthesievloeistof in het ligament te persen. Daarbij komt tevens grote kracht op de carpule te staan waardoor die zou kunnen knappen. De gesloten metalen omvatting biedt bescherming tegen het breken van het glas.

Toepassing
Plaats een naaldje en doe daarna een carpule in het metalen kokertje. Fixeer de carpule door het vastzetten van de achterkant van de spuit (draaien van de bajonetsluiting). Controleer of de spuit goed werkt door een paar maal stevig op het clipje te drukken. Er klinkt telkens een korte klik als er maximale druk is opgebouwd in de citoject. Na loslaten van de clip kan opnieuw druk worden opgebouwd.

ANESTHESIESPUITEN 3: TRADITIONELE SPUIT

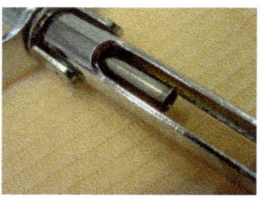

Figuur 6.37

Beschrijving
Carpulespuit voor het toedienen van anesthesie zonder aspiratiemogelijkheid. De stempel van de plunjer is vlak, zodat er geen terugzuigende werking van uit kan gaan. De spuiten zijn door middel van een knikmechanisme te vullen, maar er bestaan ook zogenoemde 'zijladers'.

Toepassing
Eenvoudige anesthesiespuit voor gebruik bij infiltratieanesthesie. Bij zogenoemde zijladers is het verstandig om eerst de carpule te plaatsen en daarna pas de naald erin aan te brengen. De kans be-

staat anders dat de naald krom wordt geduwd tijdens het nadien plaatsen van de carpule. Na montage moet altijd even worden gecontroleerd of de vloeistof ook daadwerkelijk door de naald heen komt bij druk op de plunjer.

ANESTHESIESPUITEN 4: WAND

Beschrijving
Vernuftig apparaat waarbij met behulp van een compressor zeer langzaam anesthesievloeistof kan worden toegediend. De carpule wordt geplaatst in een fijn 'handstuk' dat in de pengreep kan worden vastgehouden. Hierdoor kan de behandelaar met zijn vierde vinger, die nu dus vrij is, tijdens het toedienen goed afsteunen in de mond, wat in ergonomisch opzicht belangrijk is. Er wordt gebruikgemaakt van buitengewoon kleine en dunne naaldjes.

Toepassing
De wand kan worden toegepast voor anesthesie van alle gebitselementen. Door de hoge druk van de compressor is de vloeistof goed te verspreiden in het kaakbot, zelfs in de onderkaak. Het apparaat is comfortabel voor de patiënt vanwege de geringe vloeistofstroom (snel veel vloeistof in een weefsel aanbrengen geeft daar veel spanning en dus pijn!), het gebruik van mininaaldjes en een door de afsteuning gecontroleerde beweging van de behandelaar.

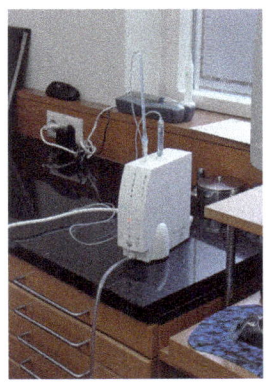

Figuur 6.38

APPLICATIETANG

Beschrijving
Knijptang met in de bek een uitsparing voor een cementcapsule en een duwmechanisme dat tegen de achterzijde van de capsule drukt om de inhoud eruit te duwen.

Toepassing
Cementcapsules die zijn voorzien van een uitstroomtuitje kunnen met behulp van een applicatietang in de mond direct op de juiste plaats het materiaal afgeven.

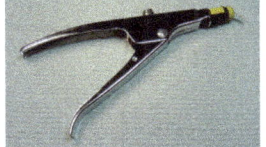

Figuur 6.39

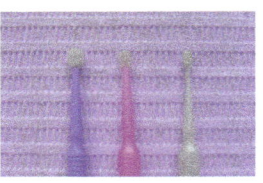

Figuur 6.40

APPLICATOR 1: MICROBRUSH

Beschrijving
Klein disposable instrumentje. De korte steel is op verschillende plaatsen te buigen om elke gewenste plek te kunnen bereiken. Het werkbare gedeelte bestaat uit een minisponsje (in verschillende afmeting verkrijgbaar). Er is een rijke sortering kleuren beschikbaar.

Toepassing
Bij uitstek geschikt voor het aanbrengen van kleine hoeveelheden vloeibare materialen. Meestal gebruikt voor cariësindicator, primer en bonding.
De kleur van de microbrush kan dienen als 'code' voor het materiaal dat erop is aangebracht.

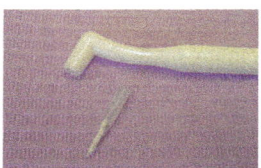

Figuur 6.41

APPLICATOR 2: KWASTJE

Beschrijving
Klein plastic kwastje dat in een plastic houder geplaatst moet worden voor gebruik.
Er zijn kwastjes met een recht afgesneden onderkant en met een spits toelopende tuft.

Toepassing
Gebruikt voor het aanbrengen van fluoridelak, cariësdetector, primer, bonding, etsvloeistof, etsgel.
Een nadeel van een kwastje is dat het niet goed in ondersnijdingen kan komen.

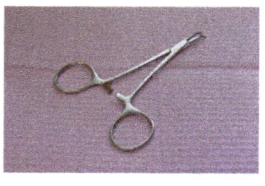

Figuur 6.42

ARTERIEKLEM (MUSQUITO)

Beschrijving
Fragiel metalen tangetje met geribbeld plat bekje. Vertoont enige gelijkenis met een heel slank schaartje. Het tangetje is in gesloten positie te vergrendelen, zodat vastgeklemde materialen stevig blijven zitten zonder dat de arterieklem actief wordt dichtgeknepen of zelfs maar door iemand wordt vastgehouden.

Toepassing

Een veelgebruikte toepassing is het aanbrengen van kleine elastiekjes rond orthodontische brackets.
Verder is het tangetje in gebruik voor het vastzetten van steriele doeken bij een chirurgische ingreep.
Met een röntgenfoto in de bek kan de arterieklem dienst doen bij het vervaardigen van röntgenopnamen.
Tot slot kan met dit instrument op veilige wijze een scalpelmesje van het heft worden verwijderd.

ARTICULATIEPAPIER

Beschrijving

Smalle, zeer dunne strookjes papier geïmpregneerd met rode of blauwe inkt. De inkt laat afdrukken achter als er plaatselijk druk op het papier wordt uitgeoefend.

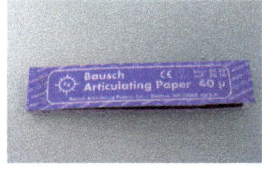

Figuur 6.43

Toepassing

Zichtbaar maken van de plek waar tegenover elkaar liggende gebitselementen elkaar raken bij dicht bijten (occlusie) of bij het over elkaar heen schuiven (articulatie).

ARTICULATIEPINCET (MILLER-PINCET)

Beschrijving

Stevige platte pincet met lange 'krokodillenbek'. In rust zijn de bekken gesloten. Door het uitschuiven van de scharnierschroef halverwege het heft kunnen de bekken in rust worden opengezet (van belang voor adequate reiniging in de thermodesinfector).

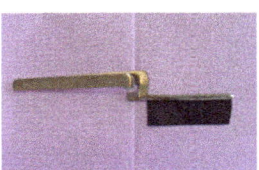

Figuur 6.44

Toepassing

Door het handvat in te drukken, opent de bek zich en kan een strook articulatiepapier worden vastgeklemd. Door de pincet buccaal in de mond eenvoudig langs een kaakhelft tegen de wang te houden, kan de occlusie en articulatie ter plaatse worden gecontroleerd.

ARTICULATOR

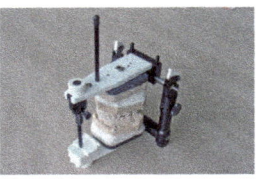

Figuur 6.45

Beschrijving
Apparaat waarin gebitsmodellen kunnen worden geplaatst en waarmee de bewegingen van het kaakgewricht kunnen worden nagebootst.

Toepassing
Gipsmodellen worden in de articulator geplaatst wanneer uitgebreid mondonderzoek gedaan moet worden ten behoeve van uitgebreide behandelplannen, occlusieherstel of bij kaakgewrichtsklachten. Er kan dan een nauwkeurig beeld worden gevormd van de onderlinge relatie van de kaken en gebitselementen.

ASH 6

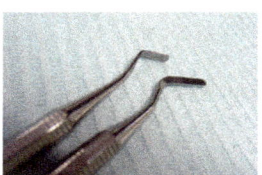

Figuur 6.46

Beschrijving
Handinstrument met twee platte uiteinden onder een hoek van 45° met het heft.

Toepassing
Aanbrengen van materiaal in een caviteit of (nood)kroon, losmaken van de vezels van het ligamentum parodontale voor extractie van een gebitselement, afwerken of modelleren van een niet geheel uitgehard plastisch vulmateriaal.

ASH 6 SPECIAL

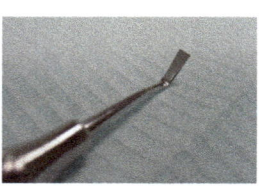

Figuur 6.47

Beschrijving
Als Ash 6, maar het werkblad dat haaks op de werkrichting staat is afgewerkt met scherpe hoeken van 90°.

Toepassing
Als Ash 6, met als bijkomende functie het carven van een amalgaamrestauratie. De scherpe hoeken van het werkblad maken het mogelijk om mooie scherpe fissuren te trekken in het occlusale vlak van de restauratie.

ASH 49 (KNOP-ASH)

Beschrijving
Handinstrument met aan beide zijden een werkgedeelte. Aan de ene zijde een korte stompe punt en aan de andere zijde een knopvormig werkblad. Het instrument is in twee maten beschikbaar.

Toepassing
Aanbrengen of aanduwen van plastische materialen, condenseren van amalgaam, bruneren van amalgaam.

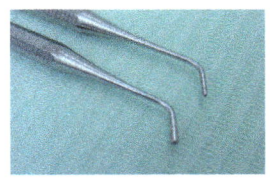

Figuur 6.48

AUTOCLAAF

Beschrijving
Apparaat waarin medische instrumenten en materialen onder hoge druk gesteriliseerd kunnen worden met behulp van hete stoom (121 °C tot 134 °C).
Er zijn verschillende typen. Belangrijk is dat holle en verpakte voorwerpen alléén in sterilisatoren met een vacuüm inrichting gesteriliseerd kunnen worden. Dit zijn de zogenoemde type-B-sterilisatoren.[7]

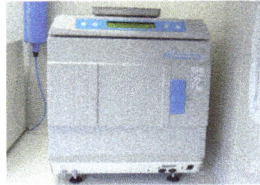

Figuur 6.49

Toepassing
Sterilisatie in de tandartspraktijk is noodzakelijk voor instrumenten die voor chirurgische behandelingen worden gebruikt, zoals curettes en scalers (zie WIP-richtlijn tandheelkunde).
Inladen van de autoclaaf moet met zorg geschieden. Niet te vol laden.
Verpakte materialen met de papieren zijde naar onderen en dakpansgewijs op de tray leggen, niet stapelen!

BANDAFNEEMTANG

Beschrijving
Stevige metalen tang met wijd gebogen armen van de bek. Een zijde van de bek is plat uitgewerkt en de andere bevat een rubber beschermdopje. De bek kan in gesloten toestand door de wijde gekromde armen een orthodontische band omvatten.

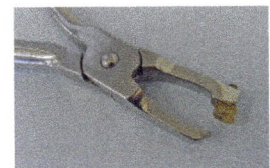

Figuur 6.50

---

7 Zie ook Standby Praktijkreeks: D.M. Voet *Infectiepreventie van A tot Z*. Houten 2004: Bohn Stafleu van Loghum.

Toepassing
Met deze tang kunnen gecementeerde orthodontische banden van gebitselementen worden verwijderd. Het rubber dopje wordt op een knobbeltop geplaatst en kan daar zonder beschadiging aan te richten grote druk opbouwen. De andere zijde van de bek wordt onder de gesoldeerde slotjes gezet en met grote kracht wordt de tang dichtgeknepen. Daardoor wordt de orthodontische band naar occlusaal bewogen.

BANDDRIVER

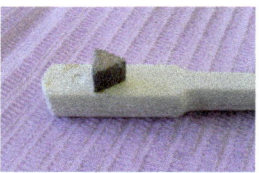

Figuur 6.51

Beschrijving
Stevig handinstrument dat in de palmgreep gebruikt kan worden. Op het werkgedeelte is een massieve opstaande metalen driehoek aangebracht. De hoeken van de driehoek zijn scherp uitgewerkt om zeer nauwkeurig geplaatste kracht uit te kunnen oefenen.

Toepassing
Met behulp van een banddriver kan plaatselijk veel kracht worden gezet op de randen van de molaarband nadat die met de **bandsetter*** om het element is gebracht.
De band komt dan uiteindelijk strak rond de molaren te liggen, enkele millimeters onder het occlusale vlak.

BANDSETTER

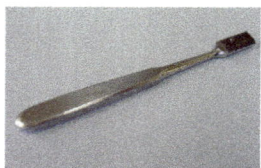

Figuur 6.52

Beschrijving
Solide instrument met dik handvat en rechthoekige metalen platte 'stempel' als werkgedeelte.

Toepassing
Door de brede stempel kan de molaarband in zijn geheel met kracht om de molaar worden gedrukt tot op de hoogte van het occlusale vlak.

BEDIENINGSPANEEL (DASHBOARD)

Beschrijving
Oppervlak dat is uitgerust met tiptoetsen voor de bediening van de unit en de behandelstoel. De pictogrammen geven op universele wijze de functie van de toets weer.

Toepassing
In- en uitschakelen van watertoevoer van de hoekstukken, licht, stopwatchfunctie bij uitharding van materialen, bediening van de behandelstoel.

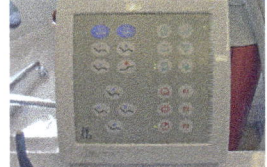

Figuur 6.53

BEETVORK

Beschrijving
Plat metalen gebruiksartikel met rechte voorzijde van 20 cm lengte en aan weerszijde onder een hoek van ongeveer 110° een rechte zijde van 10 cm lengte. In het midden van de voorzijde steekt een recht stukje naar voren met daaraan een kleine halfronde (platte) boogvorm (diameter ongeveer 5 cm).

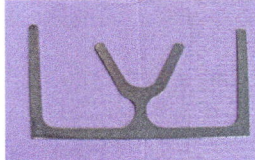

Figuur 6.54

Toepassing
Dit instrument wordt gebruikt bij de vervaardiging van volledige protheses. De binnenboog moet in de mond tegen het vlak van occlusie worden gehouden. De buitenste einden dienen dan parallel te zijn aan een lijn van onder de neus naar het midden van het oor (evenwijdig aan het zogenoemde Camperse vlak).

BEHANDELUNIT

Beschrijving
Spil van tandheelkundige behandelingen in het centrum van de behandelkamer. Bevat alle basisapparatuur die nodig is om een tandheelkundige behandeling uit te voeren: **meerfunctiespuit***, **micromotor***, **multiflexkoppeling***, **bedieningspaneel***, **spittoon***, **afzuigblok*** en operatielamp. Samen met de noodzakelijke opzetstukken, verschillende boortjes en disposables wordt het grootste deel van alle verrichtingen in de tandheelkunde met dit zogenoemde groot instrumentarium uitgevoerd.

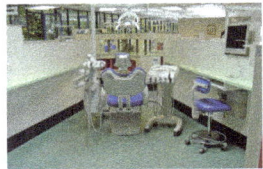

Figuur 6.55

Toepassing
De behandelunit wordt gebruikt om de mond te inspecteren, te boren, te vullen, te spoelen en af te zuigen. De functies zijn uit te breiden door het inbouwen van overige apparatuur in de behandelunit, zoals een ultrasoon tandsteenverwijderapparaat (zie **ultrasoon 2**★, **uithardingslamp**★, **elektrotoom**★, **Speed-o-matic**★ enzovoort).

BESCHERMSCHILD (CURE SHIELD)

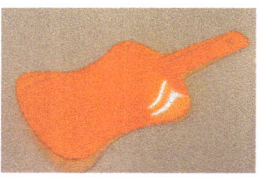

Figuur 6.56

Beschrijving
Hulpmiddel van oranje plastic om het intensieve blauwe licht van de uithardingslamp te filteren. Het licht is daardoor niet meer vermoeiend voor de ogen. De golflengte van de toegepaste kleur is heel specifiek en niet 'zomaar' een beetje oranje. (Gewone oranje brillen voldoen dan ook niet voor de bescherming van de ogen.)
Een los scherm kan geheel vlak zijn, maar kan ook licht golvend van vorm zijn. Dit zou wat minder spiegeling van het licht van de operatielamp veroorzaken.

Toepassing
Losse schermpjes met handvat worden veelvuldig gebruikt bij het uitharden van materialen in de mond. Daarvoor kan de patiënt behulpzaam zijn door het scherm 'te bedienen', zodat de assistente de handen vrij heeft voor andere materialen. Ook wordt wel gebruikgemaakt van een oranje dopje of ringetje rond de lichttip. Het bezwaar hiervan is dat er altijd met een disposable beschermhoesje gewerkt moet worden omdat er onder dergelijke ringetjes of dopjes niet afdoende te reinigen is na afloop van de behandeling.

BIJTHOUTJE

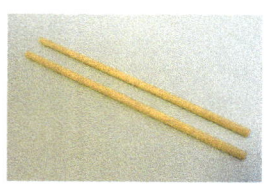

Figuur 6.57

Beschrijving
Ongeveer 15 cm lang houten of kunststof stokje met een diameter van enkele millimeters.

Toepassing
Wordt gebruikt bij het vastzetten van kronen, inlays en bruggen. Het met bevestigingscement gevulde werkstuk wordt voorzichtig op de plaats gebracht, waarna de patiënt door ter plaatse op het bijthoutje te bijten de restauratie exact op de juiste plaats laat 'zakken'.

BITEWING

Beschrijving
Rechthoekige intraorale röntgenopname van het gebit in occlusie. De kronen plus een deel van het alveolaire bot van tegenover elkaar liggende kwadranten zijn afgebeeld.

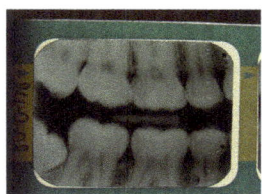

Figuur 6.58

Toepassing
Dit type röntgenopname wordt toegepast voor het diagnosticeren van cariës, controle van randaansluiting van kronen, checken op aanwezigheid van opvolgers van melkelementen en de beoordeling van de vorm en hoogte van het alveolaire bot.

BITINERINGEN

Beschrijving
Open metalen ringen met naar beneden gebogen pootjes. De pootjes vertonen een binnenwaartse of buitenwaartse hoek met elkaar. Het metaal is erg stug, zodat er veel kracht nodig is om ze open te buigen.

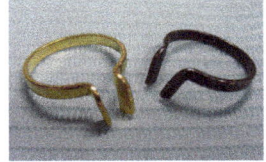

Figuur 6.59

Toepassing
Bij de toepassing van partiële matrices in de zijdelingse delen worden deze ringen gebruikt om de matrix tegen het element te fixeren tijdens het restaureren.

Bleken

Beschrijving
Witter maken van gebitselementen met behulp van waterstofperoxide in verschillende concentraties (eventueel met behulp van een warmtebron).

Toepassing
Intern bleken vindt plaats bij elementen met verkleurd dentine als gevolg van een avitale pulpa. Extern bleken vindt plaats bij alle verkleuringen van het glazuur die niet door polijsten te verwijderen zijn.

BLEEKGEL

Beschrijving
Afgepaste hoeveelheid bleekgel in consumentvriendelijke verpakking om thuis de tanden te bleken (*home bleaching*). De gel is eenvoudig zelf te doseren en nauwkeurig aan te brengen in de buccale reservoirtjes van de bleeklepel.

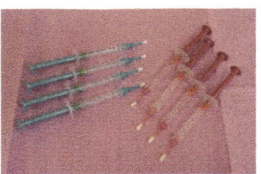

Figuur 6.60

Toepassing
Eenvoudige patiëntvriendelijke verpakking, goed te doseren en lekvrij (en vlekvrij) te vervoeren.

BLEEKLEPEL

Beschrijving
Slappe kunststof mal die nauwkeurig aansluit op de gebitselementen (vervaardigd op een gipsmodel van de kaak). Ter plaatse van de buccale vlakken is door het aanbrengen van blauwe was ruimte opengehouden in de bleeklepel als reservoir voor de bleekgel.

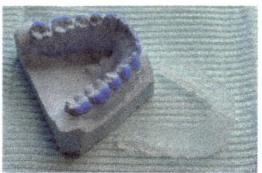

Figuur 6.61

Toepassing
Kleine hoeveelheid bleekgel aanbrengen in de buccale reservoirs van de lepel en 's nachts de lepel dragen. Mocht er pijn optreden aan de tanden dan kan ervoor worden gekozen om de lepel gedurende een kortere periode overdag te dragen. Het bleken gaat dan minder snel, maar verloopt wel comfortabel.

BLUNT NEEDLE

Beschrijving
Holle naald met stomp uiteinde. Met korte schroefbeweging op de disposable vloeistofspuit te bevestigen.

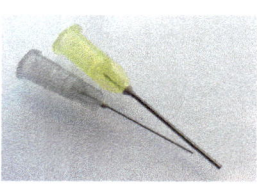

Figuur 6.62

Toepassing
Geschikt voor het appliceren van onder andere fluoridelak (Duraphat®) en EC40. Dunnere versies zijn geschikt voor het uitspoelen van wortelkanalen met natriumhypochloriet (NaOCL).

BONDING: ZIE ADHESIEF

Boren

Beschrijving

Algemeen bekend werktuig bestaande uit een schacht en een werkgedeelte (kop). Er worden verschillende typen onderscheiden.

De schachten zijn dun en glad (FG) of dik met een inkeping en afgeplatte zijde aan de bovenzijde (RA). Lees verder over deze aanduiding onder **hoekstukken***. Gebruikt metaal is staal of hardstaal.

De boorkoppen zijn uitgerust met diamantpartikels in verschillende grofheden of een slijpsteentje van carborundum (alpinesteentje) of witte arkansas. Ook bestaan er rubber points in diverse grofheden.

Ronde stalen boorkoppen kunnen verschillende diameters hebben en het aantal schoepen is voor normaal gebruik geringer dan bij hetzelfde type dat voor polijsten van amalgaam wordt gebruikt, de zogeheten fineerboren.

Naast de reguliere boortjes zijn er bijzondere typen, speciaal voor gebruik in de endodontie en nog enkele aparte hulpmiddelen voor het polijsten van elementen en restauraties.

Toepassing

Boren voor intraorale werkzaamheden zijn doorgaans klein en voor werkzaamheden buiten de mond (in een techniekhandstuk) worden grote lange exemplaren gebruikt.

In het algemeen is de intraorale toepassing van de verschillende boortjes:
– diamant normaal en grof: prepareren
– diamant fijn (fineer): afwerken preparatie en restauratie
– ronde stalen boor: excaveren (in groen hoekstuk zonder koeling)
– hardstalen fissuurboor: uitboren oude amalgaamrestauraties

De lengte van de schacht en het werkgedeelte kunnen variëren afhankelijk van de toepassing van het boortje.

De toepassing van de diverse boortjes is het best te begrijpen aan de hand van kant-en-klare borensetjes die voor bepaalde behandelingen zijn samengesteld. Na gebruik de boren huishoudelijk schoonmaken met een **borenborstel*** of in een ultrasoon trilbad (zie **ultrasoon 1***). Vervolgens in de thermodesinfector desinfecteren.

BOREN 1: PREPAREREN PLASTISCHE RESTAURATIE

Beschrijving van links naar rechts
1 Chamferboor grof
2 Vlamvormige diamant FG grof
3 Rechte diamant FG grof
4 Fissuurboortje diamant FG grof
5 Rechte diamant mini FG grof

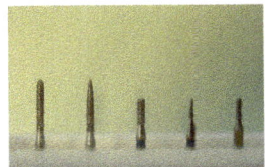

Figuur 6.63

Toepassing van links naar rechts
1 Verkleurde fissuren uitboren
2 Bevel aanbrengen
3 Occlusaal openen normaal
4 Beslijpen fissuren voor sealants met minimale preparatie
5 Occlusaal openen bij weinig ruimte / melkelementen

BOREN 2: EXCAVEREN

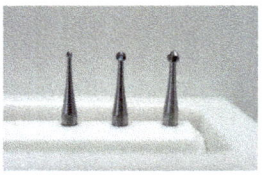

Beschrijving
Ronde stalen boren met diverse diameter.

Toepassing
Verwijderen van verweekt dentine.

Figuur 6.64

BOREN 3: COMPOSIET AFWERKEN

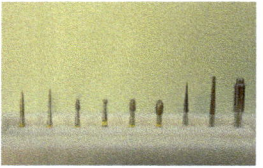

Beschrijving van links naar rechts
1 Dikke vlamvormige diamant FG fijn/fineer
2 Dun interdentaal afwerkboortje
3 Dunne kegel diamant FG fijn/fineer
4 Kleine ronde diamant fineer
5 Dikke kegel diamant FG fijn/fineer
6 Peertje diamant fineer
7 Spitse staal fineer
8 Lange diamantboor
9 *Pop on*-mandrel, rond centrum RA

Figuur 6.65

Toepassing van links naar rechts
1 Afwerking en vormgeving fossa's en palatinale vlak van de frontelementen
2 Afwerking randen van de box
3 Afwerking en vormgeving occlusale vlak
4 Afwerking en vormgeving occlusale vlak
5 Afwerking en vormgeving occlusale vlak
6 Afwerking en vormgeving occlusale vlak
7 Grof afwerken approximale vlakken
8 Grof afwerken van te hoge restauratie
9 *Pop on*-polijstschijfjes

BOREN 4: AMALGAAM AFWERKEN

Beschrijving van links naar rechts
1 Soft greeny
2 Browny
3 Greeny
4 Carborundumsteentje (alpinesteentje)

Toepassing van links naar rechts
1 Afwerken op hoogglans
2 Afwerken op glans
3 Afwerken op hoogglans
4 Grof aanzetten occlusale patroon

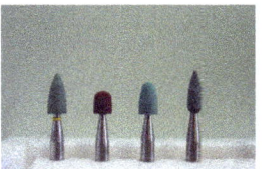

Figuur 6.66

BOREN 5: ENDO OPENEN

Beschrijving van links naar rechts
1 Lange cilindrische hardstalen boor, niet kopsnijdend: *safe end* FG
2 *Safe end* diamant FG grof
3 Ronde boren RA met verlengde schacht

Toepassing van links naar rechts
1 Verwijderen oude amalgaamrestauratie zonder de pulpakamer te openen
2 Verwijderen dak van de pulpakamer met hoog toerental
3 Openen van de pulpakamer (trepaneren)

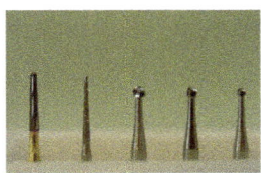

Figuur 6.67

BOREN 6: KANAALINGANG PREPAREREN (GATES GLIDDEN DRILL)

Beschrijving
Fragiel instrumentje met zeer lange schacht en vlamvormig werkgedeelte. Totaal in zes verschillende diameters verkrijgbaar.

Toepassing
Wijder maken van de ingang van de wortelkanalen. Hierdoor worden de kanalen beter toegankelijk voor de vijlen die het wortelkanaal vervolgens zullen schoonmaken en vormgeven.

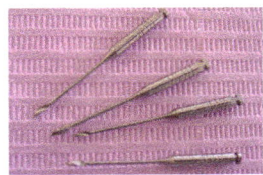

Figuur 6.68

BOREN 7: LENTULONAALD (VULSPIRAALTJE)

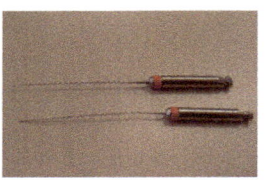

Beschrijving
Zeer tere spiraalvormige boor. In verschillende lengten verkrijgbaar.

Toepassing
Inbrengen van calciumhydroxidepasta in de wortelkanalen.

Figuur 6.69

BOREN 8: ENDO PREPAREREN

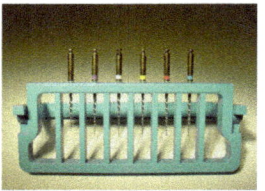

Figuur 6.70

Beschrijving van links naar rechts
1 Protaper S1 sharping file, zeer flexibele spits toelopende kanaalboor
2 Protaper paars ⌀ 10
3 Protaper wit ⌀ 15
4 Protaper geel ⌀ 20
5 Protaper rood ⌀ 25
6 Protaper blauw ⌀ 30

Toepassing van links naar rechts
1 Eerste stap in voorbereiden wortelkanaal voor gebruik vijlen
2 Eerste vijl
3 Tweede vijl
4 Derde vijl
5 Vierde vijl
6 Vijfde en laatste vijl bij deze preparatietechniek

BOREN 9: PREPAREREN KROON- EN BRUGWERK

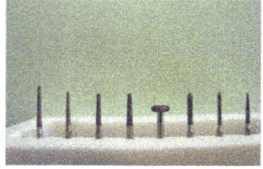

Figuur 6.71

Beschrijving van links naar rechts
1 Lange cilindrische diamant FG grof
2 (Korte) smalle cilindrische diamant FG grof
3 Korte middel cilindrische diamant FG grof
4 Brede cilindrische diamant FG grof
5 'Wieltje' diamant FG grof
6 Chamfer breed diamant FG grof
7 Chamfer smal diamant FG grof
8 Vlamvormige diamant FG grof

Toepassing van links naar rechts
1 Afnemen en vormgeven opstaande wanden

2 en 3 Idem bij korte klinische kronen
4 Occlusaal verlagen van het element
5 Orale vlakken frontelementen afnemen en vormgeven
6 Preparatie van een brede chamfer (holle outline)
7 Preparatie van een smalle chamfer (holle outline)
8 Vormgeving van schuine outline (bevel)

BOREN 10: WORTELSTIFT PLAATSEN

Beschrijving van links naar rechts
1 Sleutels voor plaatsen van aangietbare parapostwortelstift
2 Set precisieboren

Toepassing van links naar rechts
1 Plaatsen aangietbare parapostwortelstift
2 Prepareren van het wortelkanaal tot gewenste stiftdiameter

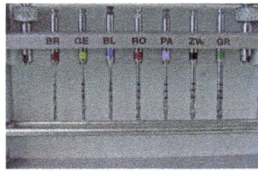

Figuur 6.72

BOREN 11: RADIXANKER PLAATSEN

Beschrijving van links naar rechts
1 Kanaalboor
2 Seatboor
3 Standaard lengte/dikte boor
4 Pasmalletje
5 Schroefinstrumentje
6 Lentulonaald

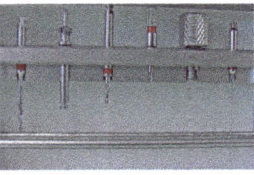

Figuur 6.73

Toepassing van links naar rechts
1 Verwijderen kanaalvulling
2 Vlakke 'tafel' voor goede afsteuning van het anker
3 Voorboren precieze afmeting van het te plaatsen anker
4 Controle diepte van de preparatie
5 Aanbrengen en vastdraaien anker
6 Inbrengen bevestigingscement in het wortelkanaal

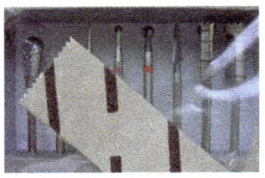

Figuur 6.74

BOREN 12: IMPLANTAAT PLAATSEN

Beschrijving
Steriel verpakte set speciale boren. Per fabrikant verschillend en afgestemd op het te gebruiken type implantaat.

Toepassing
In vaste volgorde gebruiken bij plaatsen van een tandwortelimplantaat.

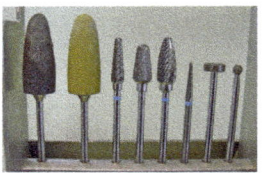

Figuur 6.75

BOREN 13: TECHNIEKBOREN

Beschrijving van links naar rechts
1 Polijstkegel grijs rubber
2 Polijstkegel groen rubber
3 Frais cilindervormig smal
4 Frais cilindervormig breed
5 Frais kegelvormig
6 Spitse frais
7 Grof diamantwieltje
8 Ronde diamant

Toepassing van links naar rechts
1 Polijsten van metalen onderdelen frameprotheses
2 Polijsten van metalen onderdelen frameprotheses
3 Beslijpen van kunsthars (noodkronen of protheses)
4 Idem
5 Idem
6 Idem
7 Grof beslijpen van porseleinen prothese-elementen
8 Aanbrengen perforatie in individuele afdruklepel

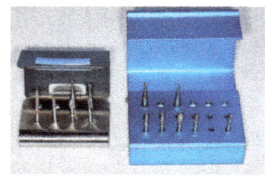

Figuur 6.76

BORENBLOKJE

Beschrijving
Kunststof, aluminium of roestvrijstalen rekje voor setje boren voor één bepaalde behandeling.
Per patiënt een borenblokje op de tray geeft overzicht van de te gebruiken boren.

Toepassing

Wordt in zijn geheel in de thermodesinfector geplaatst. (Met uitzondering van de aluminium blokjes, die worden aangetast door het reinigingsmiddel van de thermodesinfector; boren in ultrasoon reinigingsapparaat en vervolgens chemisch desinfecteren of in de autoclaaf.)

BORENBORSTEL

Beschrijving
Stevig, plat borsteltje met koperen haartjes. Met een plat metalen schuifje kan de lengte van de haartjes worden ingesteld.

Toepassing
Krachtig uitborstelen van bij restauraties gebruikte boortjes.
Let op: Implantaatboren *nooit* hiermee reinigen. Gebruik daarvoor een nylon tandenborstel.

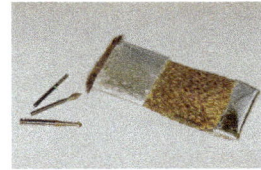

Figuur 6.77

BORENDOOSJE

Beschrijving
Kunststof bakje met perforaties en zacht nopvormig inlegvelletje.

Toepassing
Voor gebruik van de kostbare en kwetsbare implantaatboren. Ze mogen in geen geval tegen elkaar stoten om te voorkomen dat ze bot worden.

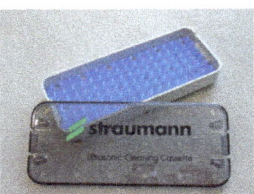

Figuur 6.78

BRACKET ('SLOTJE')

Beschrijving
Klein (meestal rechthoekig) plaatje van keramiek of roestvrijstaal met opstaande pootjes waar een dunne **orthodontische boog*** ingebonden kan worden. Met kleine **orthodontische elastiekjes*** of met **orthodontische ligaturen*** wordt de boog verbonden met de bracket.
Ronde brackets zijn meestal alleen uitgevoerd met een knopje voor de bevestiging van een elastiekje.

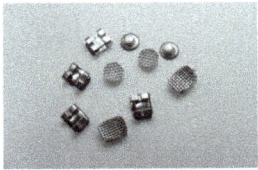

Figuur 6.79

Toepassing

Bij tandverplaatsing kan gebruikgemaakt worden van deze plakkertjes die samen met een metalen draad een tand kunnen draaien, kantelen of opschuiven.

Met behulp van speciaal orthodontisch cement worden ze op het glazuur bevestigd.

BRUGNAALD

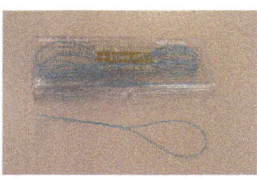

Beschrijving

Zeer groot uitgevallen 'stopnaald' van dun plastic. Een stukje tandzijde wordt door het oog gehaald.

Toepassing

De naald kan onder het contactpunt van een brug worden doorgehaald om zo de approximale vlakken van de pijlers te reinigen.

Figuur 6.80

CALCIUMHYDROXIDEPASTA

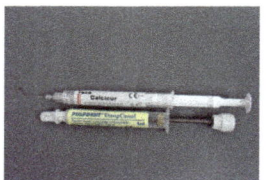

Beschrijving

Witte pasta met een geringe ontsmettende werking.

Toepassing

Na het openen van een wortelkanaal wordt dit ingesloten met behulp van een lentulonaald (zie **boren 7★**).

Figuur 6.81

CAPSULEACTIVATOR

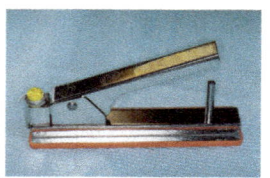

Beschrijving

'Nietmachine'-achtig instrument waarin voorgedoseerde (cement)-capsules worden voorbereid om geschud te worden. (Sommige merken worden geactiveerd door de achterzijde van de capsule stevig op het werkblad te duwen of door de dop van de capsule een slag te draaien (IRM).)

Figuur 6.82

Toepassing

Door druk op de capsule worden de gescheiden compartimenten met poeder en vloeistof bij elkaar gevoegd en kan er worden gemengd. Altijd direct aansluitend op het activeren de capsule schudden.

CARIËSDETECTOR

Beschrijving
Rode vloeistof die binnendringt in ontkalkte tandweefsels. Kleurstof is lastig te verwijderen uit kleding.

Toepassing
Indicator waarmee kan worden vastgesteld of tijdens het prepareren al het carieuze weefsel is weggenomen. Met een microbrush wordt een kleine hoeveelheid aangebracht in de preparatie, overmaat wegspoelen en de preparatie beoordelen.

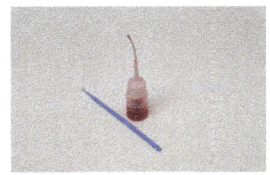

Figuur 6.83

CCD-SENSOR

Beschrijving
Compacte digitale beelddrager (foto) met daaraan bevestigd een USB-kabel die in directe verbinding staat met de computer. Wanneer röntgenstraling op de sensor valt, verschijnt binnen enkele seconden het beeld op het beeldscherm.
Deze beelddrager is dikker dan een traditionele röntgenfoto en minder flexibel.

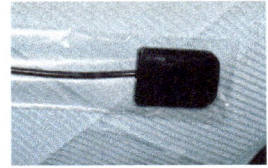

Figuur 6.84

Toepassing
Met behulp van speciaal ontwikkelde **instelapparatuur*** voor deze (dikke) sensoren is er net zo mee te fotograferen als met traditionele röntgenfoto's.
De sensor wordt met een doorzichtige plastic **sleeve*** hygiënisch verpakt.

Cementen

Beschrijving
Tandheelkundige cementen bestaan altijd uit twee componenten die met elkaar gemengd moeten worden. Het betreft meestal poeder/vloeistof-materialen, maar er zijn ook pasta/pasta-cementen. Veroudering van het materiaal kan optreden door blootstelling aan de lucht of door indrogen van de vloeistofcomponent.
De cementen zijn grofweg te ordenen naar materiaal: glasionomeer, kunstharscement, calciumhydroxidecement, zinkoxide-eugenol en zinkfosfaatcement.

Toepassing

Het toepassingsgebied is heel breed. Sommige cementen hebben zelfs verschillende toepassingen, al naargelang de consistentie (dikte) waarin ze zijn aangemaakt.

Lees altijd nauwkeurig de gebruiksaanwijzing voor dosering en verwerkingstijd!

De hiernavolgende opsomming is gebaseerd op de ordening naar toepassingsgebied. Van het eerstgenoemde cement is telkens een foto opgenomen.

CEMENTEN 1: ONDERLAGEN

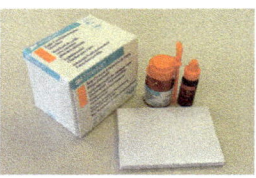

Beschrijving

1 Met kunsthars gemodificeerd glasionomeercement (Vitrebond®)
2 Calciumhydroxidecement (Dycal®/Life®)
3 Carboxylaatcement (Durelon®)
4 Zinkfosfaatcement (Standaard®)

Figuur 6.85

Toepassing

1 Lining-cement: hermetische afsluiting bij blootliggend pulpaweefsel (exponatie)
2 Lining-cement: isolerend cement onder een amalgaamrestauratie
3 Dikke consistentie: isolerende cementbodem onder amalgaamrestauraties
4 Dikke samenstelling: als dikke isolerende cementbodem onder amalgaamrestauraties

CEMENTEN 2: BEVESTIGING NOODRESTAURATIES

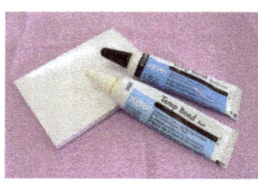

Beschrijving

1 Zinkoxide-eugenolcement (Tempbond®)
2 Zinkoxidecement *zonder* eugenol (Freegenol®)

Figuur 6.86

Toepassing

1 Tijdelijk cement, dunne samenstelling: noodkronen vastzetten
2 Tijdelijk cement, dunne samenstelling: noodkronen vastzetten waar later met kunstharscement (Panavia®) definitief kronen worden vastgezet

CEMENTEN 3: BEVESTIGING DEFINITIEVE RESTAURATIES

Beschrijving
1 Carboxylaatcement (Bondalcap®)
2 Glasionomeercement (Fuji®, Ketac®)
3 Zinkfosfaatcement (Standaard®)
4 Kunstharscement (Panavia®)

Toepassing
1 Dunne, ietwat stroperige consistentie voor bevestiging van metalen werkstukken
2 Dunne consistentie: bevestigingscement voor gegoten restauraties
3 Dunne samenstelling: bevestigingscement voor definitief plaatsen van gegoten werkstukken
4 Dun-vloeibaar composietcement voor adhesief bevestigen van composietinlays of keramische kronen

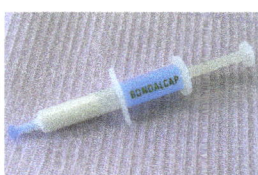

Figuur 6.87

CEMENTEN 4: TIJDELIJKE RESTAURATIES

Beschrijving
1 Zinkoxide-eugenolcement (IRM®)
2 Glasionomeercement (Fuji IX®, Ketac molar®)

Toepassing
1 Dikke samenstelling voor noodrestauraties
2 Dikke consistentie: tijdelijk restauratiemateriaal (tijdelijke afsluiting tussen twee zittingen van een endo)

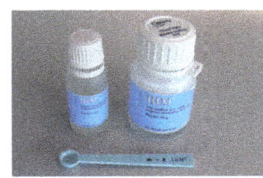

Figuur 6.88

CEMENTEN 5: DEFINITIEVE RESTAURATIES

Beschrijving
1 Glasionomeercement (Fuji IX®, Ketac molar®)
2 Glass garbomer filling®, harder en slijtvaster dan glasionomeercement

Toepassing
1 Dikke consistentie: definitief restauratiemateriaal in melkgebit
2 Toe te passen als volwaardig (biologisch verantwoord) restauratiemateriaal

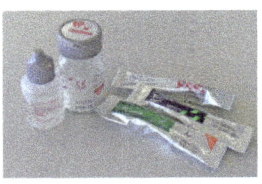

Figuur 6.89

CEMENTEN 6: ENDOCEMENTEN

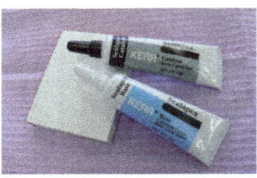

Beschrijving
1 Sealapex®
2 AH26® (kunstharscement)
3 Top seal®

Toepassing
1 Endodontisch cement als afsluitende pasta dat samen met gutta-percha points het wortelkanaal opvult
2 Idem
3 Idem

Figuur 6.90

Cementen mengen

Beschrijving
Alle cementen moeten worden gemengd. Daarbij bestaat de keuze tussen handmatig mengen en machinaal mengen. Het handmatig mengen vindt plaats op een **glasplaatje*** of klein **mengblokje***. Een speciale **cementspatel*** van metaal of kunststof wordt gebruikt afhankelijk van de mate waarin de materialen elkaar goed verdragen.

Veel poeder/vloeistof-cementen zijn naast de traditionele verpakking van doseerflesjes met doseerschepjes ook verkrijgbaar in voorgedoseerde capsules die in een **mengmachine*** kunnen worden aangemaakt.

Sommige capsules moeten eerst met een **capsuleactivator*** worden bewerkt voor het schudden.

Toepassing
Handgemengde cementen zijn niet altijd even constant van samenstelling. Dit komt doordat de verwerkingstijd niet goed vaststaat en soms de dosering niet helemaal nauwkeurig kan worden toegepast. Plakkerige en zachtere cementen kunnen met een **centricspuit*** worden aangebracht in de mond.

Over het algemeen is het tijdrovend om alles klaar te zetten, af te meten, te mengen en daarna weer op te ruimen. Het vraagt ook veel ruimte op het werkblad.

Machinaal mengen heeft vele voordelen boven handmatig mengen: het is eenvoudig, snel, de dosering is altijd goed, de mengtijd is altijd hetzelfde en dus is de samenstelling constant. Capsules die van een uitvoertuitje zijn voorzien, worden met een speciale **applicatietang*** in de mond aangebracht.

CEMENTSPATEL

Beschrijving
Metalen of flexibele kunststof spatel met een rond of spitsvormig werkgedeelte. Eenvoudige wegwerpspatels zijn minder goed gevormd en vertonen een dik, smal, recht uiteinde.

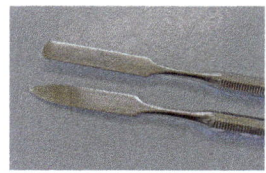

Toepassing
Metalen spatels geven soms verkleuring van het te mengen cement. Daarom moeten kunststof spatels worden gebruikt voor het mengen van glasionomeercementen en cementen op kunstharsbasis. Direct na het mengen de spatel schoonvegen met een tissue!

Figuur 6.91

CENTRIXSPUIT

Beschrijving
Metalen pistoolvormig instrument waarbij in de 'loop' een plastic spuittipje geplaatst kan worden. De losse disposable tipjes zijn met elk cement naar voorkeur te gebruiken, wat dit instrument tot een universeel toepasbaar instrument maakt.

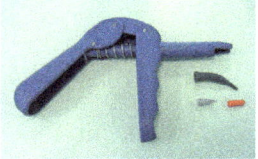

Toepassing
Handmatig gemengde cementen worden in een plastic tipje opgenomen en voorzien van een rubber stopje aan de achterzijde. Geplaatst in de centricspuit kan het cement zonder plakkerige toestanden zeer nauwkeurig in een preparatie worden aangebracht.

Figuur 6.92

CHIRURGISCH SCHAARTJE

Beschrijving
Fijn schaartje met fijn gevormde spitse bek. Heeft buitengewoon scherpe snijvlakken om onberispelijk glad en snel te werken. De bek kan recht of licht hol gebogen zijn.

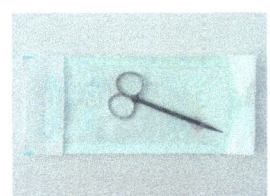

Toepassing
Voor kleine tandvleescorrecties bij uitvoering van een wondtoilet of het afknippen van hechtdraad. De bolle kant moet altijd naar de kaak wijzen om prikken te voorkomen.

Figuur 6.93

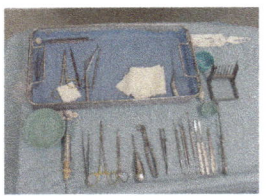

Figuur 6.94

CHIRURGISCHE INSTRUMENTENSET

Beschrijving
Steriele set met onder andere een **scalpel***, **raspatorium***, **excochleator***, **pincetten***, **naaldvoerder***, **chirurgisch schaartje***, chirurgische **afzuiger***, **arterieklem***, **wanghaak*** en doekklemmen.

Toepassing
Standaardpakket bij chirurgische ingrepen. Kan worden aangevuld met **nierbekken***, waterbakje (zie **prothesebakje***) en **waterspuit***. Tevens dienen er steriele gazen en hechtmateriaal te worden toegevoegd.
Afhankelijk van de ingreep kan nog extractie-instrumentarium worden klaargelegd.

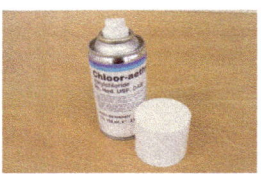

Figuur 6.95

CHLOORAETHYL

Beschrijving
Onder druk in vloeibare vorm gebrachte stof die bij het vrijkomen snel in gasvorm overgaat. Hiervoor is erg veel energie nodig, zodat de temperatuur van het materiaal enorm daalt.

Toepassing
Bij twijfel over de vitaliteit van de tandzenuw kan met behulp van chloorethyl een zogenoemde koude test worden uitgevoerd. Een negatieve uitslag kan wijzen op een necrotische pulpa. Er is dan een wortelkanaalbehandeling noodzakelijk.

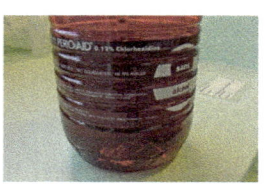

Figuur 6.96

CHLOORHEXIDINE

Beschrijving
Bacteriedodend medicament dat als mondspoeling kan worden toegepast. Verschillende alcoholconcentraties van de oplossing worden toegepast.

Toepassing
Toedienen voorafgaand aan een uitgebreide gebitsreiniging met ultrasone apparatuur om de nevel (aërosol) die daarbij ontstaat zo min mogelijk micro-organismen te laten bevatten.

COFFERDAM (RUBBERDAM)

Beschrijving
Dunne (non-)latex lap. Verkrijgbaar in voorgesneden rechthoekige lapjes of op een rol om zelf te knippen. Verschillende dikten en kleuren zijn leverbaar. Wordt aangebracht door kleine gaatjes in de lap te ponsen, waardoor een of slechts enkele gebitselementen omhoogsteken. De rek van het materiaal zorgt ervoor dat bij het cervicale gedeelte van de elementen een goede aansluiting bestaat, zodat speeksel weg blijft van de preparatie.

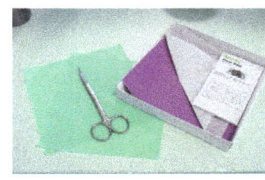

Figuur 6.97

Toepassing
Hulpmiddel om het werkterrein in de mond droog te leggen (absoluut droog). Dit is vereist bij endodontische behandelingen en gewenst bij plastische restauraties (composiet en amalgaam). Aanwezigheid van cofferdam beperkt de speekselvloed en biedt rust tijdens de behandeling door afwezigheid van de beweeglijke tong.

COFFERDAMFRAME (YOUNG FRAME)

Beschrijving
Metalen rechthoek met slechts drie zijden. De onderste zijde is licht gebogen. Er zijn kleine puntjes aan het frame gesoldeerd om een lapje cofferdam in vast te haken.

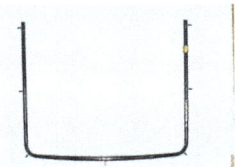

Figuur 6.98

Toepassing
Om goed zicht te hebben op het werkterrein wordt de cofferdam aan het frame bevestigd en met geringe kracht 'opgespannen'.

COFFERDAMGAATJESTANG

Beschrijving
Metalen tang met in de bek aan de ene zijde een rond draaibaar tafeltje met gaatjes van verschillende afmetingen en aan de andere zijde een puntvormig uitsteeksel dat in de gaatjes valt bij het sluiten van de tang.

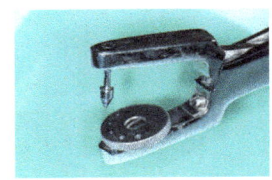

Figuur 6.99

Toepassing
Ponsen van gaatjes in de cofferdam. De grootte van de gaatjes moet zijn afgestemd op de omvang van de elementen die onder de cofferdam worden gebracht. De positie van de gaatjes en de onderlinge

afstand moeten overeenkomen met de vorm van de tandboog zoals die geprojecteerd kan worden op de lap.

COFFERDAMKLEMMEN

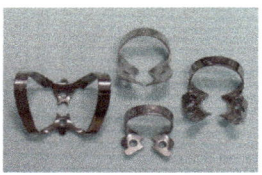

Figuur 6.100

Beschrijving
Metalen klemmen bestaande uit twee halfrond gevormde bekjes en een verticaal daarop geplaatste verbindingsbeugel. De bekjes kunnen in breedte verschillen, afhankelijk van het gebitselement dat ermee omvat moet worden. Sommige uitvoeringen hebben kleine uitsteekseltjes (vleugels) op de bek die het plaatsen van de cofferdam kunnen vereenvoudigen.

Toepassing
Cofferdam kan goed op de plaats worden gehouden door gebruik van deze klemmen. Met name aan de distale zijde van het element blijft de cofferdam goed laag tegen de gingiva gepositioneerd. De klem zit zo strak op het element dat de trek van de cofferdam (die altijd naar buiten is gericht) kan worden weerstaan.

COFFERDAMKLEMTANG

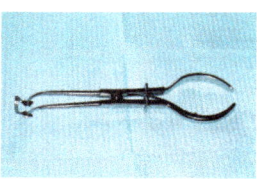

Figuur 6.101

Beschrijving
Metalen tang met vergrendelingsklip rond de poten, zodat de bek open kan blijven staan zonder dat actief in de tang hoeft te worden geknepen. De bek heeft inkepingen om zich te kunnen vastzetten in de gaatjes van een cofferdamklem.

Toepassing
Vastpakken van een cofferdamklem en deze spreiden zodat de klem over de grootste bolling van het gebitselement gebracht kan worden. Bij het laten vieren van de vergrendeling veert de bek weer terug en kan de klem zich zodoende rond de cervix van het gebitselement vastklemmen.

COMPOMEER

Beschrijving
Vulmateriaal dat is samengesteld uit een mengsel van composiet en glasionomeer. Hiermee wordt het zelfhechtende vermogen van glasionomeer aan dentine gecombineerd met de slijtvastheid van composiet.
Voor definitieve restauraties in blijvende elementen is de slijtvastheid onvoldoende gebleken.

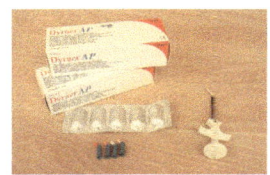

Figuur 6.102

Toepassing
Wordt toegepast zonder de zuuretstechniek. In plaats daarvan is een zogenoemde zelfetsende bonding ontwikkeld die niet hoeft te worden gespoeld (NT-bonding).
Dit betekent dat er niet gespoeld en gedroogd hoeft te worden voordat de restauratie wordt aangebracht. Met name bij kinderen is dit een welkome vereenvoudiging bij het restaureren van melkelementjes.

COMPOSIET

Beschrijving
Licht-uithardend plastisch vulmateriaal op basis van kunsthars dat gemengd is met glaspartikels. Het verschil in afmeting en vorm van de glasdeeltjes en de variatie in vulgraad van de diverse composieten zijn voor aparte toepassingsgebieden ontwikkeld. Microfijne composieten hebben bijzonder kleine glaspartikeltjes en zijn daardoor erg mooi glad te polijsten, maar kunnen weinig kracht verdragen. Hybride composieten bevatten zowel grote als ook heel kleine glaspartikels en combineren daarmee sterkte van het materiaal met polijstbaarheid. De zogenoemde posterior composieten bevatten overwegend grote glaspartikels om optimale sterkte en slijtvastheid te bieden.

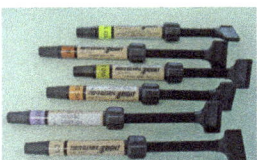

Figuur 6.103

Toepassing
Universeel materiaal voor de restauratie van caviteiten en fracturen van gebitselementen.
Met behulp van de zuuretstechniek is composiet op microniveau aan het tandweefsel te hechten. De verwerking van composiet stelt hoge eisen aan de werkomgeving en de nauwlettendheid van de behandelaar. Zo moet het werkterrein absoluut droog zijn omdat vocht de hechting enorm nadelig beïnvloedt. Ook moet alles precies volgens

voorschrift van de fabrikant worden uitgevoerd. Bij hoge tijdsdruk moet de voorgeschreven inwerktijd van de diverse hulpmaterialen precies in acht worden genomen en ook dan mag er beslist niets van de belichtingstijd worden afgeknibbeld!

COMPOSIETCOMPULE

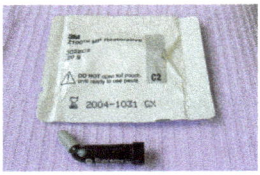

Figuur 6.104

Beschrijving
Klein kunststof hulsje met korte dunne uitstroomopening, gevuld met composiet (of compomeer). Zwart van kleur om het LC-composiet tegen uitharding te beschermen.

Toepassing
Geschikt om in een composietpistool geplaatst te worden.
Voor eenmalig gebruik!

COMPOSIETCONTACTPUNTVORMER

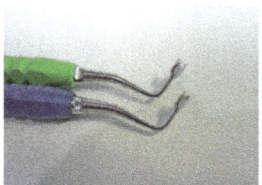

Figuur 6.105

Beschrijving
Handinstrument met aan beide zijden een dik V-vormig uitsteeksel (Vivadent Optrasculpt).

Toepassing
Bij het aanbrengen van composiet in een box wordt het composiet onder druk gezet om een goed contactpunt met het buurelement te verkrijgen.

COMPOSIETPISTOOL

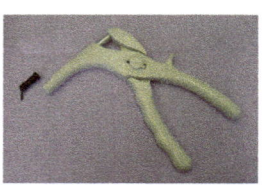

Figuur 6.106

Beschrijving
Kunststof pistoolvormig instrument met voorin de 'loop'-ruimte voor een composietcompule. Deze wordt daar vastgeklikt en kan met behulp van de stopper die naar voren komt bij knijpen in het handvat worden leeggeduwd.

Toepassing
Zowel zelf gevulde composiettipjes als de rechtstreeks van de fabrikant geleverde volle compules zijn universeel in dergelijke pistolen te gebruiken.
Sommige uitvoeringen zijn eenvoudiger te bedienen bij het wisselen

van een tipje dan andere typen. De reinigingsmogelijkheden zijn door verschil in design nogal variabel bij handmatige reiniging. De voorkeur gaat echter uit naar desinfectie van het pistool in de thermodesinfector!

COMPOSIETTIPJE

Beschrijving

Klein kunststof hulsje van zwart of doorzichtig oranje materiaal. Bijgeleverd worden kleine rubber stopjes en bij sommige uitvoeringen ook kleine gekleurde afsluitdopjes.
Voor het vullen zie deel 3 en de bijgeleverde cd.

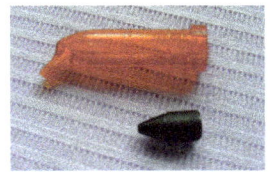

Figuur 6.107

Toepassing

Voor het nauwkeurig kunnen verwerken van composiet (in kleine boxen) dat in draaitubes wordt geleverd. De voorkeur gaat daarbij uit naar tipjes met een smalle uitstroomopening en een zo lang mogelijke hals.
Voor het vullen dient de binnenwand eerst te worden voorbewerkt om het composiet goed te laten vloeien.

COMPRESSOR

Beschrijving

Motor die via een ventiel lucht aanzuigt en deze lucht vervolgens samenperst (comprimeert). De druk die daarbij ontstaat kan tot ver boven de normale luchtdruk uit reiken.
De samengeperste lucht heet perslucht en mag bij gebruik voor een medische toepassing absoluut geen vocht of olie bevatten.
Dit is niet alleen slecht voor de aangedreven apparaten, maar is bij gebruik van de lucht bij een patiënt (in de mond) niet fris.

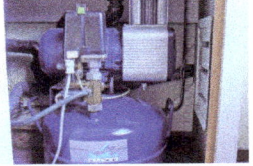

Figuur 6.108

Toepassing

Perslucht wordt gebruikt voor de meerfunctiespuit om in de mond te kunnen droog of schoon blazen.
Samengevoegd met water kan het ook voor spray zorgen waarmee de mond schoongespoeld kan worden.
Een andere toepassing is het in beweging zetten van de kleine turbine van een airotor (turbinehoekstuk) waardoor een gemonteerd boortje met zeer hoge snelheid kan draaien.
Tot slot is er het gebruik van perslucht voor een zandstraler. Met de

zeer krachtige uitstromende lucht worden zand- of aluminiumdeeltjes meegevoerd die cementresten kunnen verwijderen en zelfs metaal kunnen opruwen.

CONDENSEERKOPJE

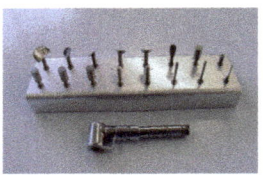

Figuur 6.109

Beschrijving
Dit speciale opzetkopje voor een (blauw) **hoekstuk*** zet de draaiende beweging van het hoekstuk om in een op-en-neer gaande beweging (pulserend).
In plaats van boortjes worden condenseertipjes geplaatst.

Toepassing
Bij het aanbrengen van **amalgaam*** moet het vrije kwik naar de oppervlakte worden gedreven door stevige condensatie. Dit kopje met bijbehorende tipjes maakt zorgvuldig en langdurig condenseren mogelijk zonder dat de polsgewrichten van de behandelaar vermoeid raken.

CONDITIONER

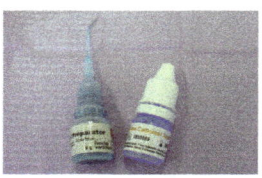

Figuur 6.110

Beschrijving
Letterlijke vertaling: voorbereider.
Bij veel restauratiematerialen standaard meegeleverd door de fabrikant, meestal bestaande uit een (zwak) zuur.
De conditioner voor glass carbomer bevat *geen* zuur en dient voor reiniging en desinfectie van het tandoppervlak.

Toepassing
Voor het aanbrengen van een glasionomeer of *glass carbomer*-restauratie de bijgeleverde conditioner laten inwerken, spoelen en kort drogen.
Fosforzuur 37% voor adhesieve restauraties 10 tot 15 seconden laten inwerken, spoelen en goed drogen tot het glazuuroppervlak krijtwit is.

CURETTE 1: GRACEY CURETTES

Beschrijving
Instrument met gebogen werkblad dat aan de ene zijde bol is en aan de andere zijde scherp is geslepen. De bovenzijde van het werkblad staat onder een hoek met het handvat.
Verschillende typen waarbij het werkgedeelte met een kleine of grote bocht op het handvat is geplaatst. Het werkgedeelte blijft daarbij altijd precies in het verlengde van het handvat gelegen.

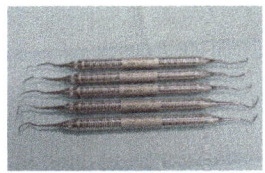

Figuur 6.111

Toepassing
Verwijderen van supra- en subgingivaal tandsteen.
Verder geschikt voor rootplaning. Daarbij worden de worteloppervlakken ontdaan van afgestorven cementcellen zodat ze een gladde basis vormen voor herstel.

CURETTE 2: MINICURETTES

Beschrijving
Deze instrumenten hebben een kleiner werkblad dan de gewone curettes.

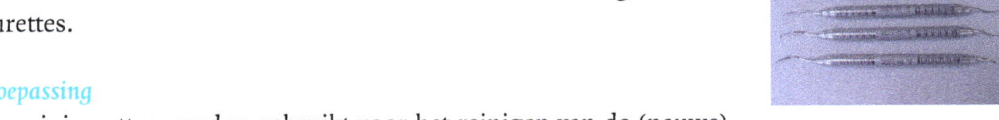

Toepassing
De minicurettes worden gebruikt voor het reinigen van de (nauwe) furcatiegebieden.

Figuur 6.112

Desinfectans algemeen

Beschrijving
Ontsmettingsmiddel in vloeibare vorm of in poedervorm.
In de tandartspraktijk komen slechts enkele producten in aanmerking volgens de WIP-richtlijn tandheelkunde: **alcohol***, **waterstofperoxide*** en chlooroplossingen (**natriumhypochloriet***).

Toepassing
Alle voorwerpen of oppervlakken die direct of indirect met patiëntenmateriaal in aanraking komen, dienen na de behandeling te worden gedesinfecteerd. Thermodesinfectie verdient te allen tijde de voorkeur boven instrumentendesinfectie. Wanneer dit niet mogelijk is, moet alcohol of peroxide worden gebruikt.

DESINFECTANS 1: INSTRUMENTEN

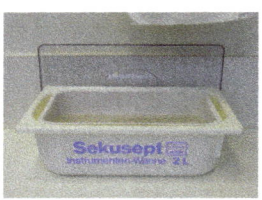

Figuur 6.113

Beschrijving
Buitengewoon krachtig en goedkoop desinfectiemiddel.
Opgelost in water kan het in diverse omstandigheden worden toegepast.
Gebruik alleen de vloeibare vorm; het poeder is kankerverwekkend bij inademen!

Toepassing
Sekusept® wordt gebruikt in praktijken waar nog geen thermodesinfector aanwezig is. Een oplossing wordt in de instrumentenbak en in het ultrasone trilbad gedaan.

DESINFECTANS 2: KOELWATER

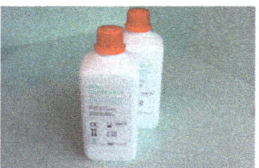

Figuur 6.114

Beschrijving
Flacon met kant-en-klare oplossing voor desinfectie van het koelwater dat zich in een speciaal reservoir in de unit bevindt.
Niet alle units hebben de mogelijkheid om zo automatisch het koelwater te desinfecteren.

Toepassing
Schoonhouden van de dunne waterleidingen die zich in de unit bevinden om legionellabesmetting te voorkomen. Units waarin deze desinfectans (Oxygenal®) is verwerkt, zouden niet meer bij aanvang van de werkdag 2 minuten doorgespoeld hoeven te worden.

DESINFECTANS 3: AFZUIGUNIT

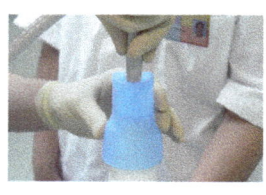

Figuur 6.115

Beschrijving
Verdunde of geconcentreerde vloeistof met reinigende (en desinfecterende) werking.
De verpakkingsvorm is veelal voorzien van een doseermechanisme.

Toepassing
Dagelijks gebruiken na het eind van de behandelingen. Het voorkomt dichtslibben van het afzuigsysteem.
(Tussen de behandelingen door moet de afzuiger regelmatig even kort met koud water worden doorgespoeld, zeker na bloedige ingrepen!)

DIEPTEMETER

Beschrijving
Metalen pinnetje met millimeterverdeling. Uitgevoerd in standaarddiameter behorend bij een bepaalde implantaatdiameter.

Toepassing
Na het boren van de schacht wordt gecontroleerd of er voldoende ruimte is voor het implantaat. (Hier op fantoom gedemonstreerd.)

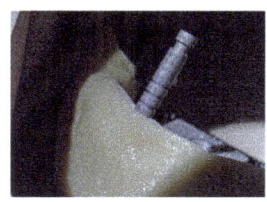

Figuur 6.116

DIKTEMETER (KRONENDIKTEMETER)

Beschrijving
Metalen meetinstrument met wijd uitstaande bek waarmee materialen 'omvat' kunnen worden. Aan de achterzijde is een zeer gedetailleerde maatschaal aangebracht die zeer nauwkeurig aangeeft wat de afstand tussen de bekjes is.

Toepassing
Meten van de dikte van indirecte restauraties. De materiaaldikte kan in veel gevallen bepalend zijn voor de levensduur van een werkstuk (kroon of inlay).

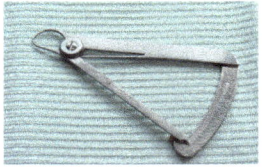

Figuur 6.117

DISCLOSING

Beschrijving
Doorgaans rode kleurstof in vloeibare vorm of tabletvorm die tandplaque zichtbaar maakt.
Er is ook disclosing die kleuronderscheid maakt tussen oude en jonge tandplaque.
De tabletten kunnen in de thuissituatie worden gebruikt voor poetscontrole, de vloeistof wordt in de tandartspraktijk toegepast.

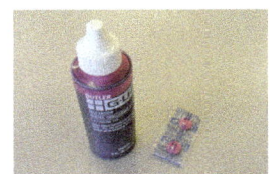

Figuur 6.118

Toepassing
Vloeistof aanbrengen in een klein glazen bakje (dappenglaasje) of disposable bakje. Met microbrush of wattenbolletje in pincet met een deppende beweging de kleurstof op de gebitselementen aanbrengen. Patiënt kort laten spoelen en daarna de mond inspecteren op verkleuringen.

DISCOÏD-CLEOÏD

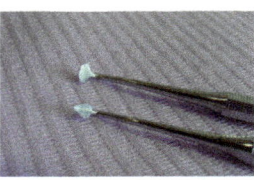

Figuur 6.119

Beschrijving
Handinstrument met dubbelzijdig werkgedeelte.
Aan de ene zijde een plat discusvormig ('appelvormig') werkblad, aan de andere zijde een wat spitser ('peervormig') werkblad.

Toepassing
Bij amalgaamrestauraties te gebruiken voor het vormgeven van het occlusale vlak (ook wel carven genoemd).
Het (nog) zachte amalgaam is door de ronde en spitsere uiteinden prachtig in de oorspronkelijke anatomische vorm van het occlusale vlak terug te brengen.

DISPOSABLES

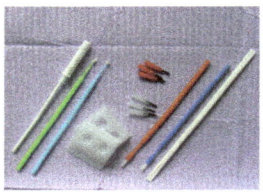

Figuur 6.120

Beschrijving
Verzamelnaam voor alle instrumenten en verbruiksmaterialen die voor eenmalig gebruik bestemd zijn.
Het voordeel van gebruik van disposables is de optimale beheersing van de praktijkhygiëne.
In de WIP-richtlijn tandheelkunde wordt met nadruk het gebruik van disposables aangeraden.
In veel gevallen wegen de kosten van aanschaf niet op tegen de kosten van arbeidstijd, reinigingsmiddelen en slijtage van apparatuur bij het toepassen van non-disposables.
Op de foto zijn onder andere disposable mengbakjes, mengspatels en applicators te zien.

Toepassing
Overal waar maar enigszins mogelijk is.
In ieder geval dienen de volgende disposables gebruikt te worden:
- papieren handdoekjes
- drinkbekertjes voor patiënten
- patiëntenservetten
- tips voor meerfunctiespuit (**riskcontrol***)
- afzuigers*
- hoofdsteunzakken
- onderzoeks**handschoenen***
- **polijstcupjes*** en **polijstborsteltjes***
- **sleeves*** (beschermhoezen voor slangen e.d.)
- **matrices*** en **wiggen***

In bijzondere gevallen kan worden gekozen voor extra disposables zoals mondspiegeltjes, nierbekkens, steriele kleding en doeken.

DRAIN

Beschrijving
Dun en langwerpig stukje materiaal dat in een wond kan worden vastgehecht.
Het kan een strookje rubberdam zijn, maar bijvoorbeeld ook een stukje fietsventiel.

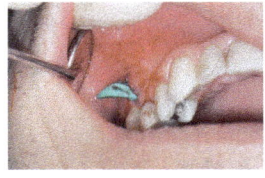

Figuur 6.121

Toepassing
Bij het openen van een abces wordt bij voorkeur een drain in de wondopening gehecht om ervoor te zorgen dat via de wond nog enkele dagen ontstekingsvocht kan afvloeien. (Zonder drain verkleven de wondranden van het mondslijmvlies binnen enkele uren.)

DRY TIP

Beschrijving
Plat 'kussentje' met aan de ene zijde een gesloten plastic laag en aan de andere zijde een gaasachtig oppervlak. Het kussentje is gevuld met een vocht absorberend materiaal.
De vorm maakt het mogelijk om de uitvoergang van de glandula parotis (zie deel I, hoofdstuk 2) af te blokken.

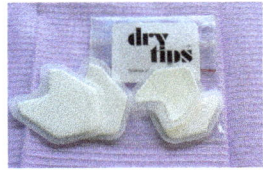

Figuur 6.122

Toepassing
Tijdens het restaureren kan een dry tip in de wang worden geplaatst met de pijlpunt naar distaal. Voor verwijderen eerst nat sprayen om beschadiging van het wangslijmvlies te voorkomen.

ELEKTROTOOM

Beschrijving
Apparaatje met verschillend gevormde opzetstukjes van heel dun draad.
Bij stroomtoevoer wordt het draadje tot hoge temperatuur verhit en kan het als 'mes' worden gebruikt. Dit 'elektrische mes' heeft als bijkomende werking dat er geen bloeding van de wondranden ontstaat doordat deze direct dicht schroeien.

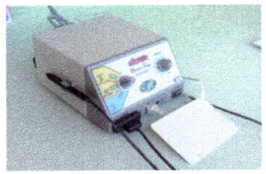

Figuur 6.123

Toepassing
Kleine tandvleescorrecties. Bijvoorbeeld bij een lage klinische kroon waar een kroonpreparatie niet goed te vormen is door de hoog aansluitende gingiva.
Het apparaat moet samen met de grote afzuiger worden gebruikt vanwege de nare brandlucht bij het doorsnijden van het tandvlees.

ELEVATORIUM (LUXATOR)

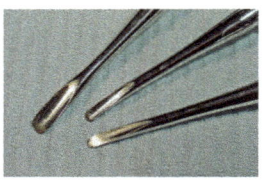

Figuur 6.124

Beschrijving
Instrumenten die sterke gelijkenis vertonen met **hevels***. Ze zijn in smalle en brede versie verkrijgbaar en met een recht of licht gebogen werkgedeelte.
De werkgedeelten zijn veel dunner uitgewerkt dan bij de normale hevels en zijn tot een zeer scherpe snijkant gevormd.
Een ronde carborundumstaaf is bijgeleverd om deze instrumenten op scherpte te kunnen houden.

Toepassing
Verwijderen van zwaar carieuze elementen die te zacht zijn om er een tang op te plaatsen.
Ook afgebroken wortels zijn prima met deze instrumenten te verwijderen.
De dunne messcherpe kant kan zonder veel kracht tussen het element (de wortel) en het alveolaire bot worden gebracht. (Gewone hevels zijn hiervoor veel te dik.)

Endo

Beschrijving
Wortelkanaalbehandeling waarvoor speciale handinstrumenten en materialen noodzakelijk zijn: **extirpatienaalden***, **endovijlen***, *een endoborenset (zie* **boren 5*** *t/m* **boren 8***), *verschillende maten* **paperpoints*** *en* **guttapercha points***, *(finger)***spreaders***.

Toepassing
Tijdens de behandeling wordt het handinstrumentarium aangevuld met een **instelblok*** of maatlatje, **vijlenstandaard***, **heatcarrier*** en **pluggers***.
Ten slotte is een hittebron nodig in de vorm van een gasbrander of **spiritusbrander***.

ENDOBOX

Beschrijving
Metalen doos(je) met los inzetrekje dat alle handinstrumentjes en materialen bevat voor een wortelkanaalbehandeling.

Toepassing
Na gebruik en reiniging kan het inzetje in zijn geheel in de thermodesinfector of de autoclaaf worden gezet.

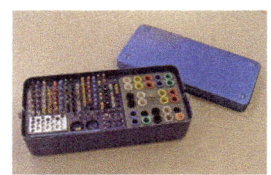

Figuur 6.125

ENDOHOEKSTUK

Beschrijving
Langzaam draaiend hoekstuk met RA-vatting met eigen voetschakelaar. Wanneer de mechanische endovijl dreigt vast te lopen in het wortelkanaal reageert de motor direct door de andere kant op te draaien zodat de vijl (boor) weer loskomt uit het smalle wortelkanaal.
Afhankelijk van de dikte van de gebruikte vijl of het type moet de motor worden ingesteld om de geleverde kracht en het niveau van beveiliging te variëren.

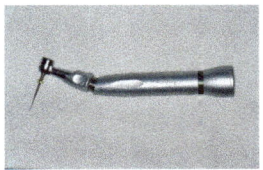

Figuur 6.126

Toepassing
In beginsel bij elke endodontische behandeling te gebruiken.
Het geeft in vergelijking met het gebruik van handvijltjes bij een endo een enorme verlichting van de vinger- en polsgewrichten van de behandelaar. Er kan wel iets vaker instrumentbreuk optreden bij te snel werken (afgebroken vijl blijft achter in het wortelkanaal, wat leidt tot een ongunstige situatie met een groter risico op het nietslagen van de kanaalbehandeling).

ENDOSONDE (RECHTE SONDE)

Beschrijving
Rechte sonde met scherpe punt die in de endodontie wordt gebruikt. Door de vorm kan op grote diepte worden gewerkt.

Toepassing
Met deze sonde kan de bodem van de pulpakamer worden afgetast op zoek naar de ingangen van de wortelkanalen.

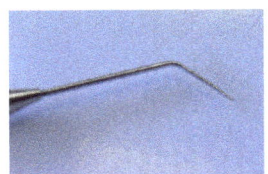

Figuur 6.127

ENDOVIJLEN

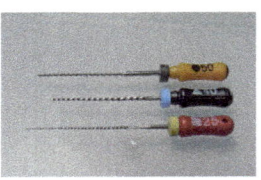

Figuur 6.128

Beschrijving
Dunne vijltjes met klein, gekleurd handvatje.
De kleur komt overeen met de zogenoemde ISO-normering voor dikte van endo-instrumentjes.
De bovenzijde is voorzien van een symbooltje dat aangeeft welk type vijl het is.

Toepassing
Reinigen en vormgeven van wortelkanalen.
Kerrvijl: □, veel windingen (grote spoed)
Ruimer: △, minder windingen (kleine spoed)
Hedstrømvijl: ○, scherpe windingen zodat dit instrument lijkt op een 'palmboom'
Flexvijl: ◇, lijkt op een Kerrvijl, maar is van veel buigzamer materiaal (niet afgebeeld)

ETS

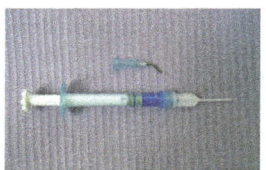

Figuur 6.129

Beschrijving
Zure gel of vloeistof, meestal op basis van 37% fosforzuur. Verkrijgbaar in diverse kleuren en vloeibaarheidsgraad.

Toepassing
Universele eerste stap voor het vervaardigen van adhesieve restauraties. Door de inwerking van het zuur op de tandweefsels ontstaat een ruwheid die goed houvast biedt aan het adhesief (bonding) en het composiet.

EXCAVATOR

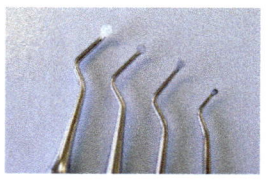

Figuur 6.130

Beschrijving
Handinstrument met dubbelzijdig werkgedeelte bestaande uit een scherp plat 'schepje'. Het woord excaveren betekent uitkrabben, loskrabben. De excavatoren zijn in verschillende maten beschikbaar, ieder met een andere diameter van het schepje.

Toepassing
Tijdens het prepareren wordt de cariës op de bodem van de preparatie veelal handmatig weggehaald met een excavator (geëxcaveerd).

Deze handmatige stap in de behandeling geeft de behandelaar goede controle op de hardheid (gezondheid) van het dentine. Uiteraard kan het instrument verder voor alles worden ingezet waarbij gekrabd moet worden, bijvoorbeeld bij het verwijderen van cementresten uit een losgeraakte noodkroon die opnieuw moet worden vastgezet.

EXCOCHLEATOR

Beschrijving
Handinstrument met klein lepelvormig werkgedeelte.

Toepassing
Bij chirurgische behandelingen kan het worden toegepast om ontstekingsweefsel te verwijderen (uit te lepelen).

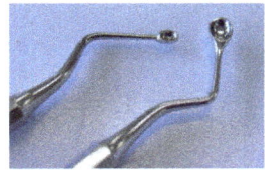

Figuur 6.131

EXTIRPATIENAALDEN

Beschrijving
Zeer dunne naaldjes met handgreepje. Het naaldje bevat tientallen weerhaakjes.
In enkele diktematen verkrijgbaar.
Herkenbaar aan een sterretje boven op het handvat.

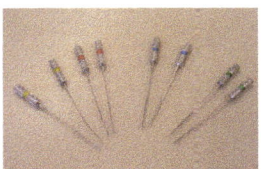

Toepassing
Figuur 6.132

Instrumentje om een (vitale) pulpa (zenuwstreng) uit het wortelkanaal te verwijderen.

Extractietangen

Beschrijving
Stevige roestvrijstalen tangen met een bek in verschillende vormen en maten, afgestemd op de vorm van het gebitselement dat ermee kan worden getrokken (geëxtraheerd). De contour van de elementen ter hoogte van de cervix is daarvoor bepalend (zie figuur 1.6).
De bek staat open wanneer de tang maximaal is dichtgeknepen teneinde te voorkomen dat de elementen worden kapot geknepen tijdens het trekken.

Toepassing

De hoek van de bek ten opzichte van het handvat maakt de instrumenten geschikt voor de bovenkaak of juist voor de onderkaak: bek in het verlengde van het handvat voor de bovenkaak en bek onder een hoek van 90° met het handvat voor extracties in de onderkaak.

Voor het extraheren van melkelementjes zijn er tangen met dezelfde vorm, maar met een geringere afmeting.

EXTRACTIETANGEN 1: BOVENKAAK ALLE TYPEN

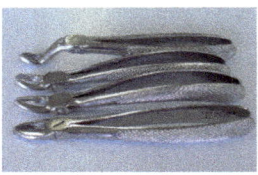

Figuur 6.133

Beschrijving

Tangen met de bek in het verlengde van het handvat, aangezien extracties in de bovenkaak met een gestrekte pols worden uitgevoerd. Tevens hebben de tangen een flauwe bocht omhoog om achter de voorliggende elementen te kunnen komen (de tangen worden altijd in voor-achterwaartse richting gehouden).

Extracties worden in volgorde van distaal naar mesiaal uitgevoerd in verband met de bloeding die anders het zicht op het werkterrein zou ontnemen.

Toepassing

De tangen voor het front en de premolaren zijn aan beide zijden te gebruiken. De tangen voor de bovenmolaren kunnen echter slechts aan één zijde worden gebruikt in verband met de stand van de wortels. Voor de bovenkaak geldt verder dat hoe verder het element zich naar distaal bevindt, hoe groter de 'S-bocht' is in de hals van het instrument (om goed achter de voorliggende elementen te kunnen extraheren).

EXTRACTIETANGEN 2: (PRE)MOLAREN BOVENKAAK

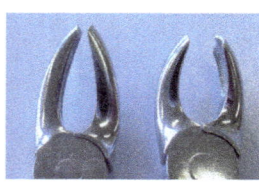

Figuur 6.134

Beschrijving

Slanke tang met twee ronde bladen van de bek voor de premolaren. De bek is iets naar boven gebogen.

Bredere tang met aan één zijde een 'puntje' in de bek voor bovenmolaren.

Toepassing

Aan beide zijden in de bovenkaak verwijderen van premolaren.
De bovenmolaartang is slechts in één kwadrant te gebruiken. Zie **extractietangen 3***.

EXTRACTIETANGEN 3: BOVENMOLAREN

Beschrijving
Het deel van de bek met het 'puntje' moet buccaal tussen de radices worden geplaatst.

Toepassing
De tang altijd met de 'puntjes' aan buccaal aangeven.
De 16-tang heeft het 'puntje' dus links en de 26-tang heeft het 'puntje' dus rechts.

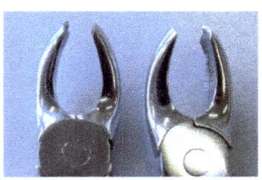

Figuur 6.135

EXTRACTIETANG 4: M3 SUPERIOR

Beschrijving
Deze tang valt op door de sterke 'S-bocht' en de beide ronde bladen van de bek.

Toepassing
Aan beide zijden in de bovenkaak verwijderen van M3's.

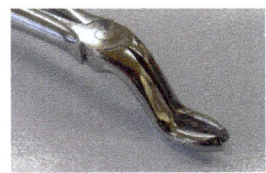

Figuur 6.136

EXTRACTIETANGEN 5: ONDERKAAK, STANDAARDSET

Beschrijving
Tangen met de bek in een hoek van 90° ten opzichte van het handvat, aangezien de beweging vanuit de pols wordt gemaakt.

Toepassing
De standaardtangen zijn voor de beide kwadranten identiek. De tangen worden in de zijdelingse delen vanaf de zijkant geplaatst in plaats van in voor-achterwaartse richting zoals bij de bovenkaak.

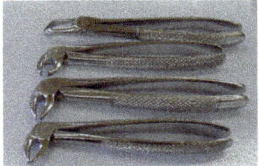

Figuur 6.137

EXTRACTIETANGEN 6: ONDERMOLAREN, CLOSE-UPBEK

Beschrijving
Beide bladen van de bek hebben een 'puntje', omdat ze zowel linguaal als buccaal tussen de beide radices moeten grijpen.

Toepassing
Aan beide zijden van de onderkaak te gebruiken.
Ook eventueel voor melkmolaartjes geschikt.

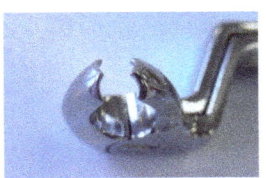

Figuur 6.138

EXTRACTIETANGEN 7: ONDERMOLAREN, GEKNIKT

Beschrijving
Bij extractie van een M2 en M3 in de onderkaak kan er veel spanning op de mondhoek komen te staan bij zijwaarts gebruik van de tang. Daarom zijn er afwijkende modellen ontwikkeld voor deze elementen.

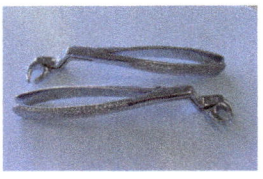

Figuur 6.139

Toepassing
De tang wordt net zoals bij een standaardtang vanaf de zijkant geplaatst. De knik in het handvat vermindert de spanning op de mondhoek.
Er zijn dus van dit type twee aparte tangen nodig voor het 3^e en 4^e kwadrant.

EXTRACTIETANGEN 8: M3 INFERIOR (PRUIMENSCHUDDER)

Beschrijving
Speciaal voor de zich ver naar distaal bevindende M3's in de onderkaak is een tang ontwikkeld die vanaf de voorzijde geplaatst kan worden.

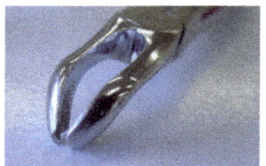

Figuur 6.140

Toepassing
De bek van deze tang ligt in het verlengde van het handvat en is benedenwaarts gericht om goed achter de M2 te kunnen werken.

EXTRACTIETANGEN 9: INCISIEVEN ONDERKAAK VERSUS BOVENKAAK

Beschrijving
Bovenkaakbek in het verlengde van het handvat.
Onderkaakbek in hoek van 90° met het handvat.

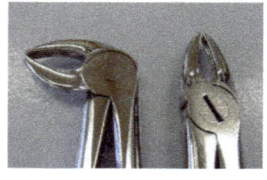

Figuur 6.141

Toepassing
Te gebruiken voor incisieven.
Vaak worden ook de cuspidaten hiermee geëxtraheerd, tenzij de bek heel erg smal is. In dat geval is een tang met een wat robuustere bek beter geschikt voor de cuspidaten.

EXTRACTIETANGEN 10: PREMOLAREN: ONDERKAAK VERSUS BOVENKAAK

Beschrijving
Bovenkaakbek in het verlengde van het handvat.
Onderkaakbek in hoek van 90° met het handvat.

Toepassing
Beide bladen van de bekken hebben een halfronde vorm.

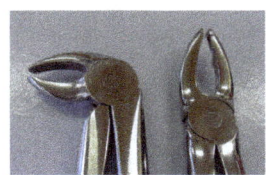

Figuur 6.142

EXTRACTIETANGEN 11: MOLAREN: ONDERKAAK VERSUS BOVENKAAK

Beschrijving
Bovenkaakbek in het verlengde van het handvat.
Onderkaakbek in hoek van 90° met het handvat.

Toepassing
Bovenmolaartangen hebben verschillende bladen van de bek: een ronde en een met een 'puntje'.
Ondermolaartangen hebben twee identieke bladen (beide met een 'puntje').

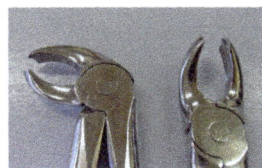

Figuur 6.143

EXTRACTIETANGEN 12: M3'S: ONDERKAAK VERSUS BOVENKAAK

Beschrijving
Bovenkaakbek in het verlengde van het handvat.
Onderkaakbek in hoek van 90° met het handvat.

Toepassing
Bovenmolaartangen hebben verschillende bladen van de bek: een ronde en een met een 'puntje'.
Ondermolaartangen hebben twee identieke bladen (beide met een 'puntje').

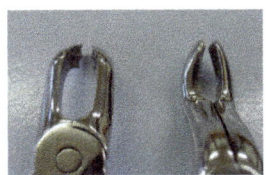

Figuur 6.144

FACEBOW

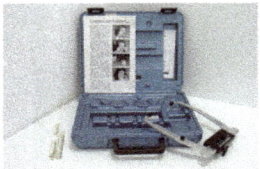

Figuur 6.145

Beschrijving
Constructie die de verhoudingen in het aangezicht van een patiënt kan overbrengen naar een **articulator***. Een beetvorkje met daarin de afdrukken van de occlusale vlakken van het gebit is star verbonden met de plaats van het kaakkopje (ongeveer ter hoogte van de uitwendige gehoorgang) en de onderrand van de oogkas. Dit vlak wordt 'Frankfurter horizontale' genoemd en speelt een rol bij het articuleren van het gebit.

Toepassing
Wanneer de gipsmodellen van deze patiënt zo in de articulator worden geplaatst, is een goed beeld te krijgen van het functioneren van het gebit. Met name bij articulatie kunnen storende vlakken worden opgespoord of, als het gaat om het vervaardigen van kronen, juist worden voorkomen.

FIT CHECKER

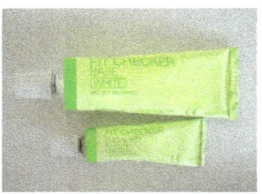

Figuur 6.146

Beschrijving
Pasta/pasta-systeem dat op een mengblokje of glasplaatje kan worden gemengd. Het mengsel bestaat na bereiding uit een veerkrachtige witte substantie.

Toepassing
Bij werkstukken waar de pasvorm een probleem geeft kan fit checker aan de binnenzijde worden aangebracht. Het werkstuk wordt vervolgens op de plaats aangeduwd. Na uitnemen is aan de binnenzijde zichtbaar waar de fit checker is weggeduwd. Op die plaats moet er iets van het werkstuk worden afgeslepen.

FIXEER

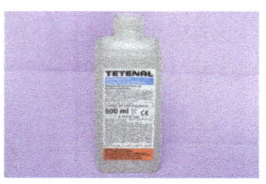

Figuur 6.147

Beschrijving
Chemische vloeistof die in de röntgenontwikkelautomaat wordt aangebracht. Het fixeerbad wordt doorlopen nadat de foto in het ontwikkelbad (met daarin ontwikkelaar) is geweest. De stof behoort na gebruik via het chemisch afval te worden afgevoerd.

Toepassing

Fixeren (vastleggen) van het gevormde beeld op een (röntgen)foto waardoor de foto niet meer gevoelig is voor bijkomend licht. Na spoelen en drogen is de foto gereed om te worden bekeken.

FLUORIDEAPPLICATIELEPEL

Beschrijving

In de tandartspraktijk: zachte disposable bakjes in de vorm van de tandboog.
Voor patiënten die dagelijks een applicatie nodig hebben vanwege sterk verhoogd cariësrisico wordt met behulp van een gipsafdruk een individuele lepel vervaardigd voor gebruik thuis.

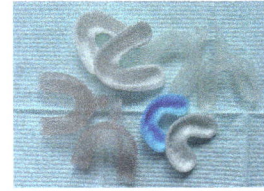

Figuur 6.148

Toepassing

Gevuld met fluoridegel gedurende 4 minuten in de mond over de tandbogen aangebracht biedt het in bijzonder cariësgevoelige monden enige versterking van het tandmateriaal.

FLUORIDEGEL

Beschrijving

Vloeibare gelei, verkrijgbaar in diverse 'smaken' en alle voorzien van een fluorideconcentratie van 0,4%.

Toepassing

Aangebracht op het gebit met behulp van een fluorideapplicatielepel dient het op indicatie te worden toegepast bij patiënten met een verhoogd cariësrisico.

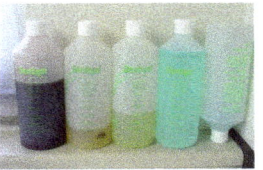

Figuur 6.149

FLUORIDELAK 1

Beschrijving

Tube met stroperige oranjebruine pasta.
De merknaam Duraphat® wordt vaker gebruikt dan het woord fluoridelak.

Toepassing

Lokale applicatie op gevoelige tandhalzen.

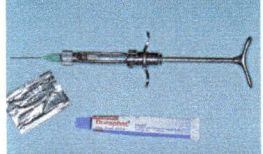

Figuur 6.150

Tevens als langwerkende fluorideapplicatie bij moeilijk behandelbare kinderen met uitgebreide cariëslaesies.

FLUORIDELAK 2

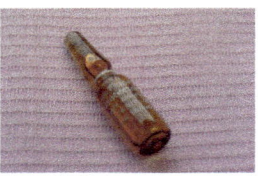

Figuur 6.151

Beschrijving
Glazen ampulletje met fluorideoplossing waarin sterk ruikende vluchtige stoffen zijn verwerkt. De vloeistof droogt na aanbrengen snel in tot een harde onzichtbare laklaag op het gebit.

Toepassing
Het wordt gebruikt zoals een fluoridegelapplicatie wordt toegepast. Het indrogen duurt minder lang dan de duur van een gelapplicatie.

FLUORIDEVLOEISTOF

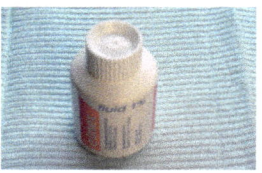

Figuur 6.152

Beschrijving
Sterk geconcentreerde fluorideoplossing.
Smaakt onaangenaam.
Bij voorkeur in plastic verwerken, dus niet in een traditioneel dappenglaasje, vanwege de ongewenste reactie van fluoride met het glas.

Toepassing
Bij sterk verzwakte of ernstig door cariës bedreigde gebitselementen. Na droogleggen met wattenrollen en speekselzuiger wordt gedurende 4 minuten het gebit ingesmeerd met deze vloeibare fluoridevariant.

FURCATIESONDE

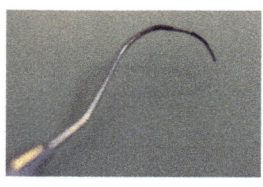

Figuur 6.153

Beschrijving
Gebogen **sonde*** met een licht gedraaid werkblad en ronde punt. Op het werkblad is een maatverdeling zichtbaar om oriëntatie op de diepte van het gemeten defect mogelijk te maken.

Toepassing
Bij parodontitis treedt verlies van aanhechting op. Daardoor kan het gebied tussen de wortels (furcatie) toegankelijk of zelfs doorgankelijk worden. Met dit instrument is dat meetbaar.

FYSIODISPENSER

Beschrijving
Elektrische waterpomp die een gelijkmatige druk opbouwt voor waterkoeling van hand- en hoekstukken.

Toepassing
Het apparaat moet worden aangesloten op een steriele **waterslang*** en wordt voorzien van een fles met steriele **fysiologisch-zout***-oplossing.

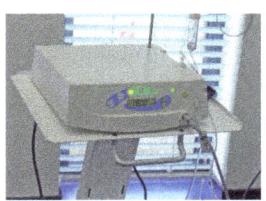

Figuur 6.154

FYSIOLOGISCH ZOUT (STERIEL)

Beschrijving
Oplossing van 0,9% natriumchloride, steriel verpakt in infuusfles. Fysiologisch zout is isotoon, wat betekent dat het dezelfde zoutconcentratie heeft als de lichaamsvloeistoffen.

Toepassing
Spoelen van wonden, zogenoemd wondtoilet.
Verder als koelvloeistof bij chirurgische ingrepen waarbij wordt geboord. Het fysiologisch zout wordt dan door een aparte pomp (**fysiodispenser***) en een steriele disposable slang naar het hoekstuk gevoerd.

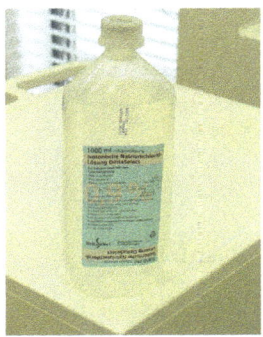

Figuur 6.155

GAASJE 1: STERIEL

Beschrijving
Vierkant opgevouwen, losmazige katoenen lapjes. Ze zijn allemaal apart steriel verpakt in een eigen geseald papieren zakje.
De expiratiedatum van de steriliteit dient in de gaten gehouden te worden, werk dus met het *first in, first out*-systeem.

Toepassing
Bij bloedige ingrepen worden gaasjes toegepast voor bloedstelping en om het werkterrein te reinigen van bloed. In deze situaties worden steriele gaasjes gebruikt.

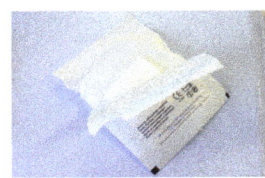

Figuur 6.156

GAASJE 2: NIET-STERIEL

Beschrijving
Vierkant opgevouwen, losmazige katoenen lapjes. Als 'torentje' verpakt in een papieren omhulsel.

Toepassing
Tijdens scalen en rootplanen zijn niet-steriele gaasjes in gebruik om bloederige instrumenten tussentijds schoon te vegen. Tevens worden in de endodontie de gebruikte vijlen afgeveegd met een gaasje met alcohol.

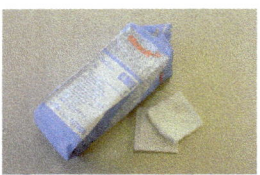

Figuur 6.157

GASBRANDER

Beschrijving
Kleine brander met gasslang verbonden aan een gaskraan boven het werkblad.
Ook als losse brander verkrijgbaar met elektrische ontsteking en navulbaar met vloeibaar 'aanstekergas' (zie afbeelding).

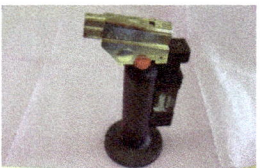

Figuur 6.158

Toepassing
Verhitten van instrumenten en materialen die hogere temperaturen nodig hebben dan van een **spiritusbrander*** (Hanautorch) of die te groot zijn voor bewerking met de spiritusbrander.
De losse brander is instelbaar tot een puntvormige vlam en kan daardoor op gelijke wijze als de Hanautorch worden toegepast.

GLASPLAATJE

Beschrijving
Klein rechthoekig glasplaatje met afgeschuinde hoeken, afmeting 10 x 5 cm. Bestaat tegenwoordig ook in (minder kwetsbare) kunststof versie.

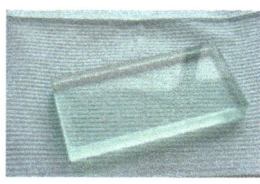

Figuur 6.159

Toepassing
Voor mengen van cementen, werkt prettig door het harde en stabiele mengoppervlak en is prima te reinigen. Direct na gebruik het oppervlak schoonvegen met een tissue. Aangekoekte cementresten reinigen met water (onder andere zinkfosfaat, glasionomeer) of met alcohol (onder andere zinkoxide-eugenol).

GLAZUURMES

Beschrijving
Handinstrument met recht, scherp werkgedeelte. Dit kan onder verschillende hoeken ten opzichte van het werkblad staan.
Een zogenoemde beitel heeft het werkblad rechtuit in het verlengde van de handvat.
Soms staat het scherpe vlak ook nog onder een hoek met het werkgedeelte zelf. Dit zijn de zogeheten gingivalmargintrimmers (vermelding op het instrument: nummer 15-80-8-12 en nummer 15-95-8-12).
Verder zijn er messen met een hoek van 90° ten opzichte van het handvat ('hak' genaamd).

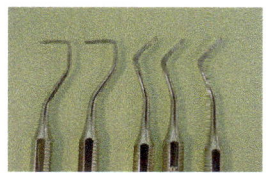

Figuur 6.160

Toepassing
Voor het aanbrengen van amalgaam wordt geen bevel aangebracht zoals voor een composietrestauratie. De wanden van de preparatie worden glad en recht (!) afgewerkt met behulp van glazuurmessen.
De gingivalmargintrimmers worden gebruikt om de bodem van de box glad af te werken.
De 15-80-8-12 is voor de mesiale boxen en de 15-95-8-12 is voor de distale boxen.

GUTTAPERCHA POINTS

Beschrijving
Dunne stiftjes van het natuurlijke materiaal guttapercha.
Volgens het ISO-normensysteem op diktemaat gesorteerd.

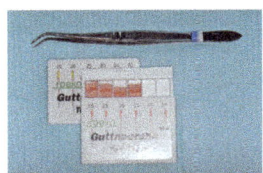

Figuur 6.161

Toepassing
Vullen van een schoon wortelkanaal.
De juiste maat die overeenkomt met de maat van de zogenoemde hoofdvijl wordt als eerste geplaatst. De points worden samen met een afsluitend wortelkanaalcement aangebracht.

HALOGEENLAMP

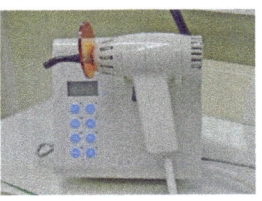

Figuur 6.162

Beschrijving
Randapparatuur voor afgifte van intens blauw licht. Het licht wordt via een gebogen glasstaaf met plat uiteinde uitgezonden. De staaf kan in verschillende hoeken worden gedraaid.

Toepassing
Universeel toegepast bij het uitharden van LC-materialen. De belichtingstijd is afhankelijk van de sterkte van de lamp en wordt tevens bepaald door het specifieke materiaal dat wordt uitgehard.

HANDALCOHOL

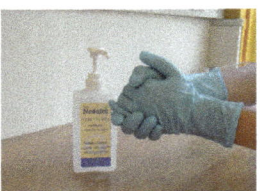

Figuur 6.163

Beschrijving
Alcoholoplossing met een zogenoemde terugvetter. Verkrijgbaar als lotion en als gel.

Toepassing
Dient om de handen (of de onderzoekshandschoenen) te desinfecteren. De handen veelvuldig wassen met water en zeep wordt afgeraden vanwege de slechte invloed ervan op de huid, daarvoor in de plaats wordt gebruik van handalcohol aanbevolen.

HANDSCHOENEN 1: STERIEL

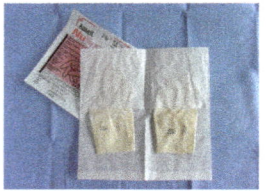

Figuur 6.164

Beschrijving
Steriel verpakte wegwerphandschoenen.
In een groot aantal maten verkrijgbaar (ook halve maten!) om een perfecte pasvorm te garanderen. Bijkomend voordeel daarvan is dat bij nauwkeurige werkzaamheden het fingerspitzengefühl niet is verstoord.

Toepassing
Bij grote chirurgische ingrepen zoals implantologie, verwijderen van geïmpacteerde elementen en apexresecties.
Het aantrekken van steriele handschoenen moet zeer zorgvuldig worden aangeleerd teneinde ze steriel te kunnen gebruiken. Indien er geen omloopassistente aanwezig is, dient er altijd een extra paar klaar te liggen tijdens de behandeling.

HANDSCHOENEN 2: NIET-STERIEL

Beschrijving
Disposable *onderzoeks*handschoenen voor alle contacten en handelingen waar patiëntenmateriaal bij betrokken is.
Hoofdzakelijk van latex (natuurlijk rubber) gemaakt. Door de vele allergieën zijn er nu steeds meer (betaalbare) alternatieven op de markt, zoals vinyl, stretchvinyl, nitrile en neoprene.

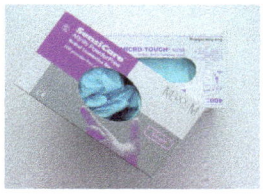

Figuur 6.165

Toepassing
Bij alle assisteerhandelingen worden onderzoekshandschoenen gedragen, eveneens bij het opruimen na de behandeling. Dit geldt ook bij het uitvoeren van onderhoud waar besmet materiaal aan te pas komt. (Onder sommige omstandigheden bij voorkeur dikke huishoudhandschoenen dragen!)
Handschoenen zo nodig tussendoor desinfecteren met handalcohol, niet wassen met water en zeep!
Gebruik voor elke patiënt nieuwe handschoenen.

HANDSTUK

Beschrijving
Door een elektromotor aangedreven boormachine. De robuuste vormgeving maakt het mogelijk dat het handstuk stevig in de palmgreep wordt gebruikt. Door middel van voetbediening is het toerental regelbaar.

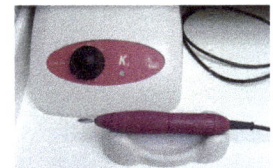

Figuur 6.166

Toepassing
Met speciale techniek**boren*** geschikt voor grove slijp- en boorwerkzaamheden die buiten de mond kunnen plaatsvinden, zoals het corrigeren van protheseranden, beugels en randen van noodkroontjes. Ook voor bewerking van gips wordt een handstuk gebruikt.

HEADGEAR

Beschrijving
Dubbele halve boog met kleine rechte extensies voor bevestiging in de buisjes van een molaarband rond een bovenmolaar.
Moet met een elastieken band worden gedragen. Afhankelijk van de plaats van het elastiek wordt het een *cervical* headgear of een *high pull* headgear genoemd.

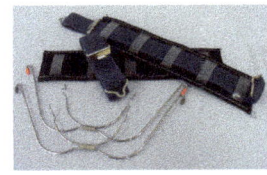

Figuur 6.167

Toepassing

Uitneembare apparatuur die meestal een gedeelte van de dag gedragen moet worden. De headgear wordt in de buisjes van de molaarbanden geschoven en met een elastiek in de nek (cervical) of om het achterhoofd (high pull) wordt kracht opgewekt voor verplaatsing van de bovenmolaren.

HEATCARRIER

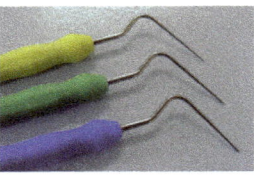

Figuur 6.168

Beschrijving

Endo*-instrument met lang, scherp uitlopend werkgedeelte.
Het instrument dient als warmtetransporteur bij het afsluiten van een endo.

Toepassing

Het in een gasvlam verwarmde instrument wordt tussen de reeds geplaatste **guttapercha points*** in het wortelkanaal gebracht waardoor deze zacht en vervormbaar worden. Hierna kan een **plugger*** de guttapercha stevig aanduwen.

HECHTMATERIAAL

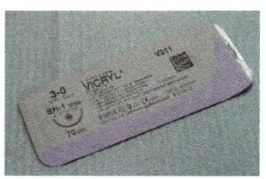

Figuur 6.169

Beschrijving

Steriel verpakte dunne draad van zijde of kunststof. Doorgaans is de draad reeds voorzien van een hechtnaald.
De dikte van de draad wordt uitgedrukt in een aantal nullen. Daarbij staat een groter aantal nullen voor een dunnere draad. In de tandheelkunde wordt veelal gewerkt met oo en ooo.

Toepassing

Toegepast bij afsluitende bewerking van een chirurgische ingreep of na schade aan weefsels door trauma. Zijde is het meest trekvaste hechtmateriaal, maar moet na tien dagen worden verwijderd. De meeste kunstmaterialen lossen vanzelf op na verloop van tijd.
De stugheid van het te hechten weefsel bepaalt de dikte van de te gebruiken draad.

HECHTNAALD

Beschrijving
Halfrond gebogen naaldje. Op doorsnede is de naald driehoekig of rond.
Losse naalden hebben een 'oog' om de hechtdraad in te bevestigen. Voorverpakt hechtmateriaal heeft een naadloze overgang (*atraumatisch*) van de naald naar de draad (zie afbeelding).

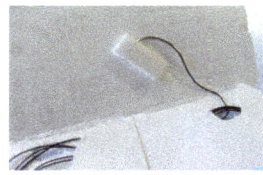

Figuur 6.170

Toepassing
Bij dik weefsel is een scherpe driekantige naald te gebruiken. Voor tere weefsels verdient een ronde, atraumatische naald de voorkeur.

HECHTSETJE

Beschrijving
Steriel verpakt setje instrumenten dat bestaat uit steriele spiegel, **sonde***, chirurgisch pincet (zie **pincet 2***), **chirurgisch schaartje***, **naaldvoerder***, gaasjes.

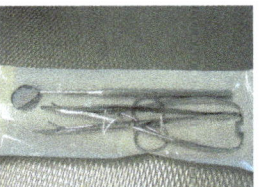

Toepassing
Bij chirurgische ingrepen waarbij niet standaard wordt gehecht en bij letsel aan de weke delen door trauma komt een dergelijke steriele hechtset van pas. Indien onverwacht moet worden gehecht, is snel over alle benodigde instrumenten te beschikken.

Figuur 6.171

Hevel

Beschrijving
Massief 'schroevendraaierachtig' instrument waarmee met kracht kan worden gewerkt. Het instrument is zodanig vormgegeven dat het in de palmgreep wordt gebruikt.

Toepassing
Verwijderen en luxeren (losmaken) van gebitselementen en wortelrestjes.
Er bestaan enkele hoofdvormen met elk hun eigen toepassingsgebied.

HEVEL 1: RECHTE HOLLE HEVEL

Beschrijving
Halfrond werkblad van verschillende breedte in het verlengde van de handgreep.
Instrumenten die een sterke gelijkenis vertonen zijn **luxators***.

Toepassing
Luxeren van eindstandige gebitselementen voorafgaand aan extractie.

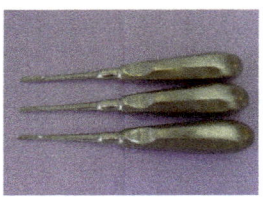
Figuur 6.172

HEVEL 2: DRIEHOEKSHEVEL (VLAGGETJE)

Beschrijving
Einde van het werkblad bestaat uit een holle, zijwaarts gerichte driehoek. Een set bestaat uit een rechtsom draaiende en linksom draaiende variant.
Een grote driehoek wordt ook wel de Winter-hevel genoemd, een klein vlaggetje heeft als naam Creyer-hevel.

Toepassing
Verwijderen van kleine wortelrestjes waarbij vanaf enige zijde de punt van het vlaggetje in de furcatie of direct in de radix geforceerd kan worden. Met een omhoog draaiende beweging wordt de wortelrest dan uit de alveole 'getild'.

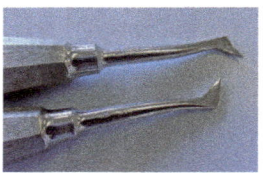
Figuur 6.173

HEVEL 3: HEIDEBRINK

Beschrijving
In een ruime hoek gebogen werkblad. Werkgedeelte vertoont gelijkenis met de rechte holle hevel.

Toepassing
Voor het gebruik ver distaal in de tandboog. De bocht in het instrument maakt het mogelijk de mondhoeken van de patiënt te sparen bij zijwaartse benadering van de gebitselementen.

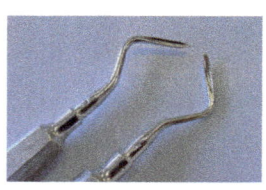
Figuur 6.174

Hoekstuk

Beschrijving

Roterend instrument dat wordt aangedreven door een kleine elektromotor (**micromotor***) of door perslucht. Beide voorzieningen zijn in de instrumenthouder van de **behandelunit*** ingebouwd.
De **hoekstukken*** voor micromotoren hebben een vaste body en daarnaast losse verwisselbare opzetstukjes ('kopjes').
Voor endodontische behandelingen is er een speciaal **endohoekstuk*** met beveiliging tegen te grote weerstand van de endovijl.
Speciaal hoekstuk voor amalgaamcondensatie is de **Speed-o-matic***.
Het hoekstuk dat met perslucht wordt aangedreven, bestaat uit één geheel (**airotor***).

Toepassing

Voor intraorale werkzaamheden staat het kopje onder een hoek met de body, zodat het instrument in de pengreep gebruikt moet worden. Een rechte variant is voor techniekwerkzaamheden buiten de mond te gebruiken.
Met behulp van gekleurde ringen is op het hoekstuk aangegeven welke snelheid bereikt kan worden.
Door op de body een ander kopje te monteren, kan het toerental nog preciezer worden aangepast voor een specifieke behandeling.
De langzame hoekstukken werken met RA-**boren*** en de snelle met FG.

HOEKSTUK 1

Beschrijving

Van oudsher het meest gebruikte roterende instrument.
Kleurcodes: rood, blauw, groen.
Het oppervlak van de nieuwste typen is geheel glad uitgevoerd. Dit zou minder grip kunnen geven, maar is vanuit hygiëneoogpunt sterk te prefereren!

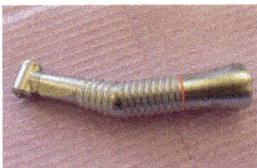

Figuur 6.175

Toepassing

Het rode hoekstuk genereert 200.000 omwentelingen per minuut en beschikt over een FG-vatting. Dit hoekstuk wordt ook wel 'snelloop' genoemd.
Het blauwe hoekstuk roteert met een snelheid van 1:1 in verhouding tot het aantal omwentelingen van de micromotor.
Het groene hoekstuk levert een vertraging op van 7,4:1.

HOEKSTUK 2

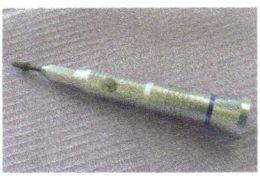

Figuur 6.176

Beschrijving
De enigszins verwarrende naamgeving van dit hoekstuk luidt: recht hoekstuk.
Het wordt op de micromotor van de unit aangebracht.

Toepassing
Gebruik voor eenvoudige extraorale werkzaamheden die direct tijdens de behandeling moeten plaatsvinden.

HOEKSTUKREINIGER

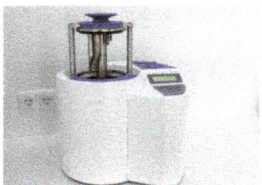

Figuur 6.176A

Beschrijving
Apparaat waarmee de hoekstukken inwendig en uitwendig worden gereinigd, gesmeerd, en gedesinfecteerd en gesteriliseerd.
Voor alle typen en merken hoekstukken zijn passende bevestigingsnokken verkrijgbaar die op de 'deksel' bevestigd kunnen worden.
Voor dit apparaat kan een los inzetkorfje worden aangeschaft waarmee onverpakt en massief instrumentarium gesteriliseerd kan worden.

Toepassing
De deksel wordt met de platte kant op het werkblad gelegd om de hoekstukken op de juiste aansluitstukken vast te klikken.
Daarna wordt de deksel omgekeerd in het apparaat geplaatst. Na een druk op de knop sluit het apparaat geheel automatisch en doorloopt het in ongeveer 12 minuten de hele cyclus. (De hoekstukken hebben dan nog wel tijd nodig om af te koelen!)

Implantaat

Beschrijving
Operatief in het kaakbot of onder het mondslijmvlies aangebrachte structuur. Doorgaans wordt met het woord implantaat een tandwortelvervanging aangeduid.
Tijdens de chirurgische plaatsing van een **implantaat*** *wordt gebruikgemaakt van een* **sterielpakket***, *steriele handschoenen,* **waterpomp (fysiodispenser*)**, **chirurgische instrumentenset***, **implantologiecassette***.

Toepassing

Kunstwortelimplantaten zijn in verschillende dikten en lengten beschikbaar, voor elke gewenste plek in de kaak.
Tijdens de periode van inhelen is een afdekschroefje op het implantaat aangebracht. Na die tijd wordt er een voorziening, de zogenoemde suprastructuur, aangebracht om het implantaat functioneel te maken voor het kauwproces.

IMPLANTAAT

Beschrijving

Van metaal of keramiek vervaardigde kunstwortel.
De verpakking van het steriele implantaat bevat een sticker met daarop het type, de maat en een fabriekscode (lotnummer). Deze sticker moet in een implantaatpaspoort worden aangebracht.

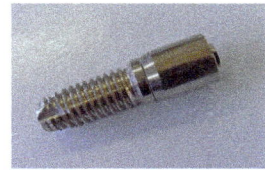

Figuur 6.177

Toepassing

Het tandwortelimplantaat dient als basis voor het vervaardigen van een suprastructuur. Deze kan bestaan uit een kroon, brug of een staaf-hulsconstructie (steg) waarop een prothese vastgeklikt kan worden.

IMPLANTOLOGIECASSETTE

Beschrijving

Overzichtelijke cassette waarin met kleurcodes is aangegeven welke instrumenten bij elkaar horen voor een bepaald implantaat. Het afneembare bovengedeelte van de cassette bevat de boren en het ondergedeelte bevat instrumenten om de implantaten te plaatsen. Naast de verschillende boren zijn onder andere opgenomen een **dieptemeter*** en een zogenoemde **ratelsleutel*** om het implantaat in de kaak te schroeven.

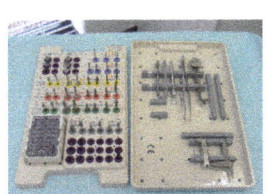

Figuur 6.178

Toepassing

De indeling maakt stapsgewijs duidelijk welk boortje of instrumentje aan de beurt is tijdens de behandeling. De boren moeten zeer voorzichtig worden behandeld om te voorkomen dat de coating beschadigt of dat ze onnodig bot worden. Daarom moeten ze tijdens de behandeling worden weggelegd in een nierbekken met als zachte ondergrond gaasjes op de bodem. Na gebruik naast elkaar neerleggen in een apart (zacht bekleed) **borendoosje*** en desinfecteren in de thermodesinfector. Daarna controleren en terugplaatsen in de cassette voor sterilisatie.

IMPLANTAATPASPOORT

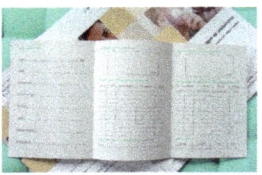

Figuur 6.179

Beschrijving
Watervast document dat bij elke implantaatbehandeling wordt voorzien van de gegevens betreffende het gebruikte type implantaat. Een implantaatpaspoort moet het hele leven lang worden bewaard door de patiënt.

Toepassing
Wordt bij elke behandeling bijgewerkt met de meegeleverde sticker met lotnummer (fabriekscode). Bevat noodzakelijke informatie in geval van ontsteking en mogelijke verwijdering en vervanging van het implantaat of de suprastructuur.

INSTELAPPARATUUR 1: RINN SET

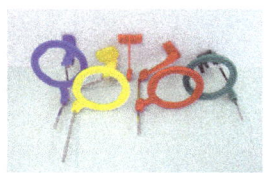

Figuur 6.180

Beschrijving
Houders voor analoge of digitale beelddragers. Een complete set instelapparatuur bestaat uit een houder voor bitewings, solo's in het front en solo's in de zijdelingse delen. Als extra bestaat een houder met uitsparing voor een endonaaldje, te gebruiken voor een lengtefoto tijdens een wortelkanaalbehandeling.

Toepassing
Vervaardigen van röntgenopnamen waarbij de inschietrichting zo veel mogelijk loodrecht op het element is om vertekening van het beeld te voorkomen.
De analoge röntgenfoto's en de modernste digitale SPP's (fosforplaatjes) kunnen in de traditionele instelapparatuur worden gebruikt. Voor de dikkere CCD-sensoren is een aparte set vereist.

INSTELAPPARATUUR 2: BITEWINGS DIVERSEN

Beschrijving
Eenvoudige modelleninstelapparatuur voor het vervaardigen van bitewingopnamen.
De houders moeten in de thermodesinfector na gebruik.

Toepassing
Patiënt moet dicht bijten op het horizontale vlakje, zodat de afbeelding van de onderkaak en bovenkaak evenwichtig is verdeeld.

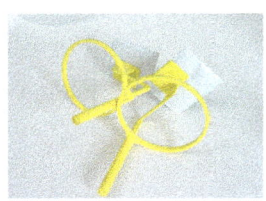

Figuur 6.181

INSTELAPPARATUUR 3: SOLO'S DIVERSEN

Beschrijving
Er bestaan veel varianten voor de solo's; het onderhavige beeld geeft een greep uit het assortiment weer.

Toepassing
Voor elk kwadrant is een geschikt houdertje te vinden om een solo te maken.

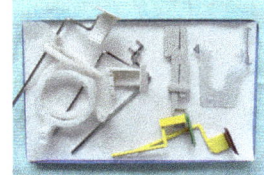

Figuur 6.182

INSTELBLOK OF MAATLATJE

Beschrijving
Endo*-hulpmiddel om de endovijlen op de juiste lengte te brengen.

Toepassing
De vijl in de opening plaatsen boven het trapje met de gewenste werklengte. Als de vijl het trapje raakt, is de lengte correct ingesteld. Ook te gebruiken om de werklengte van een vijl te controleren tijdens de behandeling.

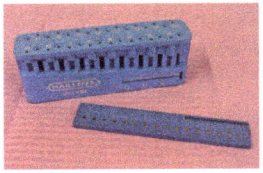

Figuur 6.183

KIRKLANDMES

Beschrijving
Handinstrument met een dun plateauvormig werkgedeelte dat onder een hoek en gedraaid ten opzichte van het heft is geplaatst. De randen van het plateau zijn geslepen, zodat het als een schuin snijdend mes dienst doet. Er zijn twee modellen; een linksom gebogen en een rechtsom gebogen versie.

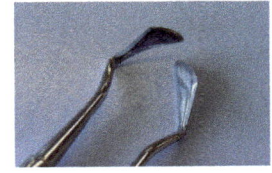

Figuur 6.184

Toepassing

In de parodontologie wordt bij gingivacorrecties gebruikgemaakt van dit instrument. Met de twee versies is het mogelijk om in de hele mond de marginale gingiva te bewerken.

KLEEFWAS

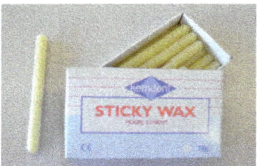

Figuur 6.185

Beschrijving

Harde, licht gekleurde was in staafvorm. Bij verwarming druppelsgewijs te verwerken.

Toepassing

Tijdelijk vastzetten van waswallen na een beetregistratie voor volledige prothese.
Fixeren van gipsmodellen tijdens het ingipsen in een articulator.

KLEURENRING

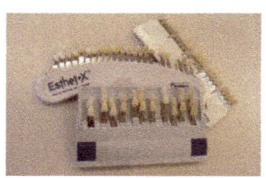

Figuur 6.186

Beschrijving

Verzameling van verschillend gekleurde 'testelementjes' om een juiste kleurkeuze van een bepaald materiaal vooraf goed te kunnen inschatten.
Let op: Ieder materiaal heeft een eigen kleurenring nodig, liefst vervaardigd van het betreffende materiaal zelf!

Toepassing

Bij het bepalen van de kleur van gebitselementen waarin een composietrestauratie van dezelfde kleur gemaakt moet worden. Tevens voor gebruik bij het aan de tandtechnicus opgeven van een porseleinkleur voor te vervaardigen kroon- en brugwerk.

KNABBELTANG

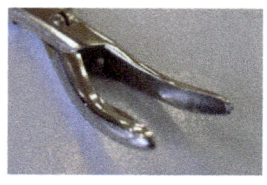

Figuur 6.187

Beschrijving

Stevige tang met scherpe, komvormige zijden van de bek waarmee harde structuren kunnen worden 'afgeknabbeld'.

Toepassing

Chirurgisch instrument dat wordt gebruikt om scherpe interdentale botlamellen iets af te ronden die soms na extracties spits omhoogsteken. Deze botpunten kunnen de wondgenezing vertragen en last veroorzaken bij druk om de mucosa (ze prikken dan van binnenuit door de mucosa heen).

KRONENAFNEEMTANG

Beschrijving
Tangetje met wijd uit elkaar gebogen bekjes die elkaar niet raken als de tang maximaal gesloten is. De afstand van de bekjes is te verstellen met behulp van een schroef die zich in het handvat bevindt.

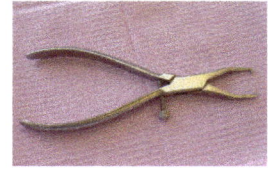

Figuur 6.188

Toepassing
Verwijderen van noodkronen in de fase dat ze worden gepast of worden vervangen door een definitieve kroon.
Ook definitieve kronen kunnen bij het passen met deze tang weer worden afgenomen. De kroon moet dan wel met een plukje tissue worden beschermd tegen krassen.

KRONENSCHAARTJE

Beschrijving
Stevig schaartje met korte, licht gebogen bek.

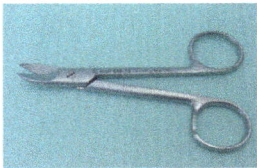

Toepassing
Op maat knippen van ronde vormen, bijvoorbeeld de cervicale rand van confectienoodkronen.

Figuur 6.189

KRONENTIKKER

Beschrijving
Instrument waarmee een (plotseling) pulserende of trekkende kracht kan worden opgeroepen. Er zijn verschillende uitvoeringen beschikbaar: het hier afgebeelde handmatig te bedienen instrument bevat een sterke veer. Een mechanisch aangedreven instrument werkt op de micromotor van de unit.

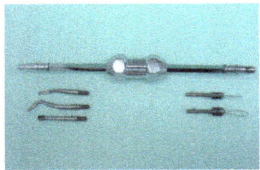

Figuur 6.190

Toepassing
Lostikken van kroon- en brugwerk dat vervangen moet worden. Bij een noodzakelijke endo in een bekroond element kan er voor

worden gekozen eerst de kroon te verwijderen in plaats van erdoorheen te boren.

LED (LIGHT EMITTING DIODE)

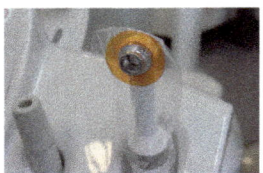

Figuur 6.191

Beschrijving
Elektrisch lampje waarbij het licht wordt opgewekt door een diode in plaats van door een gloeilamp of halogeenlamp. De omvang van de led is in verhouding met een halogeenlamp veel kleiner, het licht is intensiever en het stroomverbruik is beduidend minder.

Toepassing
Geschikt voor de uitharding van LC-materialen. De golflengte van het led-licht was bij de eerste versies niet voor alle materialen geschikt. Tegenwoordig is het een praktisch universeel toepasbare lichtbron in de tandheelkunde.

LENGTEMETER (ELEKTRONISCH)

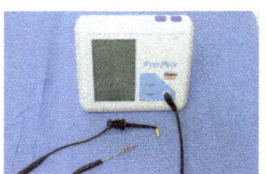

Figuur 6.192

Beschrijving
Elektrisch apparaatje met display en snoer met aan het eind een vertakking voor een wanghaakje en een bevestigingspunt voor een endovijltje.

Toepassing
Wanghaakje in de mondhoek van de patiënt hangen, endonaaldje in het wortelkanaal brengen tot er een geluidssignaal klinkt. Op de display is af te lezen hoe ver de endovijl nog verwijderd is van het foramen apicale.

LICHTBAK

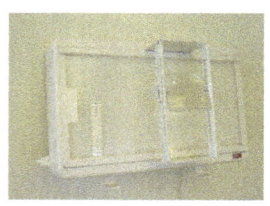

Figuur 6.193

Beschrijving
Metalen bak met matglazen afdekplaat waarin zich tl-verlichting bevindt.
Afmeting 15 x 30 cm.

Toepassing
Beoordelen van analoge röntgenfoto's.

Solo's dienen in een zwart veld geplaatst te worden voor betere contrastwaarneming.

LOODKRAAG

Beschrijving
Met loodfolie uitgevoerd hulpmiddel met handvat om de patiënt de kraag zelf te laten vasthouden tijdens het belichten.
Handzaam hulpmiddel dat elke patiënt eenvoudig een beschermd gevoel geeft.

Toepassing
Eenvoudig toe te passen als stralingsbescherming bij het maken van röntgenfoto's. Net als voor het loodschort geldt dat bij up-to-date röntgenapparatuur deze bescherming niet meer strikt noodzakelijk is.

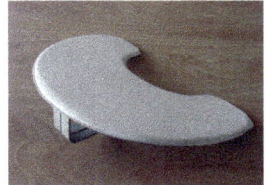

Figuur 6.194

LUXATOR: ZIE ELEVATOR

Matrix[8]

Beschrijving
Hulpmiddelen van verschillende materialen die op, om of tegen een gebitselement kunnen worden gefixeerd.

Toepassing
Herstellen van de oorspronkelijke contour van het element zodat een plastische restauratie volledig vormherstel van het element zal bieden.

MATRIX: FRONT 1: CONTOURSTRIP

Beschrijving
Contourmatrix van de firma Vivadent wordt geleverd op een rolletje. De stripjes zijn licht gebogen en vertonen een halvemaanvormige uitsparing aan de onderrand.

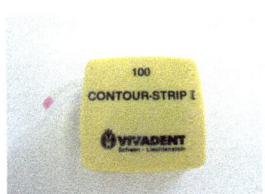

Figuur 6.195

---

8 Het meervoud van 'matrix' is: matrices.

Toepassing

Voor buccale restauraties in de front- en premolaarstreek. Dit kan zowel een klasse V als een facing betreffen.

MATRIX: FRONT 2: DIRECTASTRIP

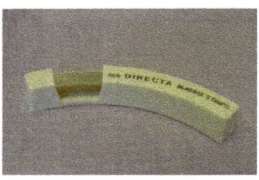

Figuur 6.196

Beschrijving

Directastripjes zijn zowel in gebogen als in rechte uitvoering verkrijgbaar.

Toepassing

Klasse III- en klasse IV-restauraties in onder- en bovenfront.

MATRIX: FRONT 3: PELLAKROONTJE

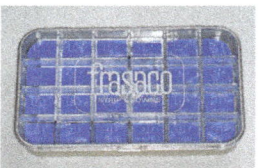

Figuur 6.197

Beschrijving

Doorzichtig kapje van zeer dun plastic. Ook als partieel kapje (hoekje) verkrijgbaar. Een assortiment bestaat uit alle maten en vormen die frontelementen kunnen hebben.

Toepassing

Voor het vervaardigen van hoekopbouwen in het blijvende gebit.

MATRIX: KLASSE V-RESTAURATIE

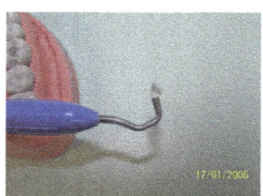

Figuur 6.198

Beschrijving

Dit instrumentje (LM 750-756 x 51 multiholder) wordt geleverd met bijpassende 'opzet'-matrijsjes. De matrijsjes zijn in diverse breedten en rondingen verkrijgbaar, voor elk type element.

Toepassing

De pootjes van de matrijsjes worden in de uitsparing van het metalen uiteinde gefixeerd. Voor elke locatie in de mond is er een geschikte hoek van het instrument.

MATRIX: ZIJDELINGSE DELEN 1: TOFFLEMIRE

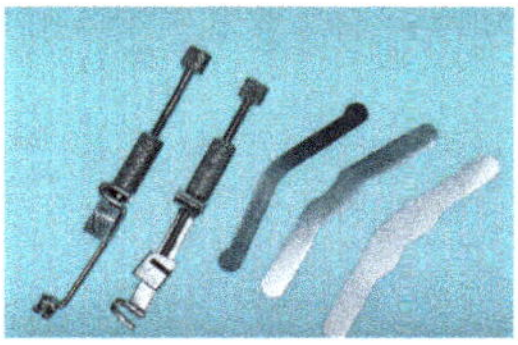

Beschrijving
Deze veelgebruikte matrixspanner moet worden klaargemaakt met losse metalen bandjes. De bandjes zijn licht gebogen en zijn in varianten met hogere of lagere 'buikjes' verkrijgbaar.

Toepassing
Voor klasse II-restauraties waarbij de spanner altijd buccaal van het element hoort te zitten. De band wordt zodanig geplaatst dat bij de klaargemaakte spanner de smalste omtrek van de band (cervicaal) aan de open zijde van het 'U'tje' zit en de gesloten zijde van het 'U'tje' dus naar occlusaal moet wijzen. Daarom is één klaargemaakte spanner slechts in twee kwadranten bruikbaar: 1e plus 3e, of 2e plus 4e kwadrant.

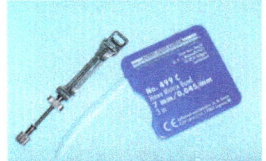

Figuur 6.199

MATRIX: ZIJDELINGSE DELEN 2: UNIVERSEELSPANNER

Beschrijving
Sterk op de tofflemire gelijkende matrixspanner. De band is echter volkomen recht en op rol geleverd. De band is in drie breedten beschikbaar.

Toepassing
Zelfde toepassingsgebied als de tofflemire, echter met minder variatie in bandvorm. De spanners zijn door de rechte vorm van de band universeel in alle kwadranten tegelijk te gebruiken.

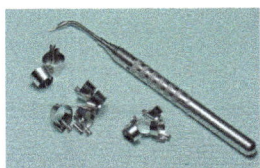

Figuur 6.200

MATRIX: ZIJDELINGSE DELEN 3: AUTOMATRIX

Beschrijving
Dit matrixsysteem bestaat uit losse metalen bandjes waarvan de diameter met een schroevende beweging van de spanner groter of kleiner gemaakt kan worden.
De bandjes zijn in vier afmetingen verkrijgbaar: narrow, medium thin, medium regular en wide.

Toepassing
Deze bandjes zijn universeel toepasbaar voor klasse II-restauraties. Er is geen voorbereiding noodzakelijk. De patiënt heeft geen

Figuur 6.201

'mondvol' met een spanner. Vooral bij kindertandheelkunde is dat een prettige bijkomstigheid voor de patiënt.
De bandjes zijn disposable!

MATRIX: ZIJDELINGSE DELEN 4: PARTIËLE MATRIX

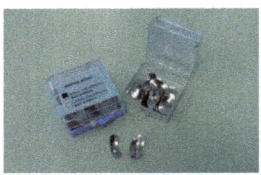

Figuur 6.202

Beschrijving
Kleine, hol gebogen en rond verlopende metalen schildjes, ook wel contactmatrix genoemd.
Speciale fixatieringen completeren het systeem. Er zijn verschillende merken, zoals Palodent-ringen en 3M-ringen.

Toepassing
De kleine matrices worden voor klasse II-restauraties gebruikt. Na interdentale plaatsing worden de uiteinden tegen de buccale en orale wand van het gebitselement gefixeerd met behulp van speciale ringen.

MEERFUNCTIESPUIT

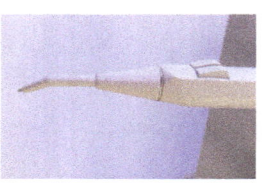

Figuur 6.203

Beschrijving
In de instrumentenhouder opgesteld spuitvormig apparaat dat met bedieningsknopjes water, perslucht of spray (water en perslucht tegelijk) kan leveren. De spuittip kan voor elke patiënt worden vervangen door een schoon exemplaar of worden voorzien van een disposable spuittipje.

Toepassing
Lucht is nodig om speeksel weg te blazen tijdens een nauwkeurige beoordeling van tandoppervlakken. Water wordt gebruikt om tandoppervlakken te reinigen. Het beste resultaat wordt bereikt door water samen met perslucht te gebruiken in de vorm van een krachtige spray.

MENGBAKJE

Beschrijving
Plastic bakje met verschillende kuiltjes. Met behulp van een oranje gekleurd dekseltje is het aangebrachte materiaal (kortdurend) beschermd tegen uitharding door omgevingslicht.
Zogenoemde *one step*-bondingsystemen met aceton als oplosmiddel tasten het oranje plastic aan.

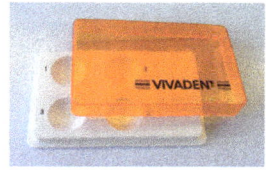

Figuur 6.204

Toepassing
Bij composietrestauraties worden de bakjes gebruikt om bonding in te mengen. Tevens kan een ander kuiltje worden gebruikt voor (ets en) primer. Met een microbrush of kwastje wordt het materiaal uit het mengbakje gehaald. Na elke patiënt goed reinigen om oude materiaalresten te verwijderen. Vervolgens geheel desinfecteren met alcohol!

MENGBLOK

Beschrijving
Blok met papieren velletjes voor het handmatig mengen van zogenoemde pasta/pasta-afdrukmaterialen of voor pasta/druppel-materialen. Vaak is er een 'liniaal' op afgedrukt om de juiste dosering te kunnen toepassen. De dikte van de velletjes verschilt naargelang de stugheid van het te mengen materiaal (stug materiaal dikke, en vloeibaarder materiaal dunnere velletjes).

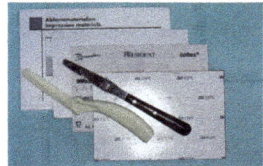

Figuur 6.205

Toepassing
Een 'streep' afdrukmateriaal wordt op het blok aangebracht en daaronder een precies even lange 'streep' van de activator. Bij druppelvormige activator een voorgeschreven aantal druppels dat bij de hoeveelheid base past *naast* het afdrukmateriaal aanbrengen. (Niet *op* het afdrukmateriaal, omdat elke druppel al direct begint met de uithardingsreactie en er dus ongelijke harding optreedt van het materiaal.)

MENGMACHINE: ZIE PENTAMIX

MENGNAP

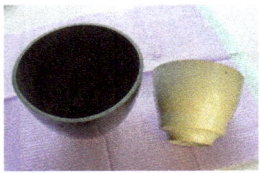

Figuur 6.206

Beschrijving
Flexibele kunststof nap (kom) waarin alginaat handmatig kan worden aangemaakt. De kom wordt in de hand 'gelegd' tijdens het (stevig) mengen. De flexibele wanden maken het mogelijk om het alginaatmengsel krachtig tegen de wand uit te spatelen als ware het in de palm van de hand.

Toepassing
Poeder doseren in de mengnap en water afmeten met het maatbekertje. Water in één keer toevoegen en vervolgens krachtig met de platte zijde van de spatel vlak tegen de wand van de nap spatelen, waarbij de nap in de hand 'ligt'. Langzaam de nap met de vingers ronddraaien in tegenovergestelde richting aan de beweging van de spatel.

MENGPISTOOL

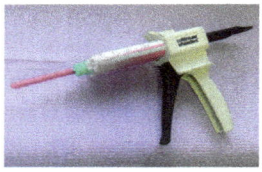

Figuur 6.207

Beschrijving
Kunststof drager voor een duocartridge bestaande uit een base- en een activatorgedeelte. De dikte van de beide delen is zo op elkaar afgestemd dat bij gebruik altijd precies de juiste mengverhouding van de materialen wordt afgeleverd. Voor verschillende merken en materialen zijn dan ook aparte mengpistolen beschikbaar, geheel aangepast aan de onderlinge dikteverschillen van de base- en activatordelen van de cartridge.

Toepassing
Door de plaatsing van een mengtip op de cartridge wordt de afgeleverde hoeveelheid afdrukmateriaal kant-en-klaar gemengd. Het is van constante samenstelling en luchtbelvrij. Hierdoor kan het direct worden verwerkt in een afdruklepel of ook zelfs direct in de mond voor het omspuiten van bijvoorbeeld een kroonpreparatie. Mengtip na gebruik weggooien en afsluitdop weer op cartridge plaatsen.

MENGSPATEL

Beschrijving
Brede gebogen spatel voor alginaat, in de vorm van de ronding van de opstaande wand van een mengnap. Rechte flexibele spatel voor het mengen van afdrukmaterialen op een mengblok.

Toepassing
Alginaatspatel: zie bij **mengnap***.
Rechte spatel: afdrukmaterialen in afgepaste hoeveelheden aanbrengen op een mengblok.
Eerst snel de beide componenten door elkaar roeren en vervolgens met grote krachtige streken het materiaal uitstrijken op het mengblad. Materiaal weer opnemen met de spatel en opnieuw krachtig uitsmeren, net zo vaak tot de aparte kleuren van de base en de activator niet meer te onderscheiden zijn en er een egale nieuwe kleur van het mengsel is ontstaan.

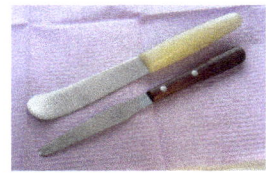

Figuur 6.208

MENGTIP

Beschrijving
Door de werking van de spiraalvormige binnenwand van de mengtip wordt tijdens de doorvoer een tweecomponentenmateriaal gemengd.

Toepassing
Veelvuldige toepassing bij alle materialen die in patronen (*cartridge delivery*, CD) worden aangeleverd. Elk materiaal heeft een eigen maat (of kleur) mengtip.

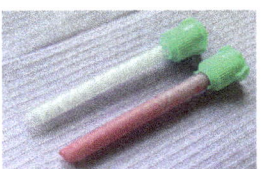

Figuur 6.209

MICROMOTOR

Beschrijving
Glad afgewerkt en zwaar in de hand liggend wisselstroomspoeltje in de instrumenthouder. Het kan de draaiende beweging via lagers en tandwieltjes overbrengen naar een handstuk dat op de ronde uitstekende schacht van de micromotor geplaatst kan worden. De micromotor bevat een leidingstelsel voor licht, water en lucht, zodat de boortjes gekoeld kunnen worden met spraykoeling.

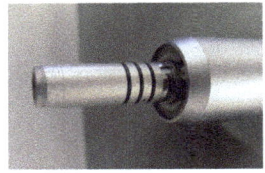

Figuur 6.210

Toepassing
Aandrijfgedeelte van hand- en hoekstukken. Verschillende toerentallen kunnen worden bereikt door het aanbrengen van hoekstukken met verschillende versnellingen of vertragingen.

MOLAARBAND

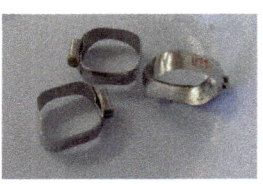

Figuur 6.211

Beschrijving
Orthodontische ring voor (boven)molaren. Aan de zijkant zijn doorgaans ronde of vierkante buisjes gesoldeerd.

Toepassing
De banden dienen meestal als steunpunt voor een **headgear***. Ze worden vastgeplakt met speciaal orthodontisch cement dat grotendeels langs chemische weg uithardt. De banden kunnen soms jarenlang in de mond aanwezig zijn.

MONDSPIEGEL 1

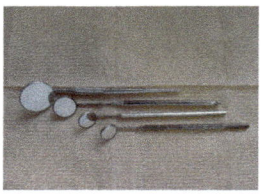

Figuur 6.212

Beschrijving
Klein rond spiegeltje op lang, recht heft. Afmetingen van groot naar klein en oppervlak enkel spiegelend (spiegellaag bevindt zich aan de oppervlakte) of dubbel spiegelend (spiegellaag bevindt zich onder het glas, dat zelf vaak ook een tweede beeld spiegelt). De enkel spiegelende variant is erg kwetsbaar voor krassen op het oppervlak. De disposable uitvoering is enkel spiegelend en geeft daarom dus altijd een bijzonder scherp beeld.

Toepassing
Voor elk onderzoek in de mond is uiteraard een mondspiegeltje nodig.
Voor endodontische behandelingen is het bij uitstek noodzakelijk om een helder en scherp beeld te hebben. Enkel spiegelende instrumenten horen standaard op een endotray. Vaak worden voor dit doel disposable spiegels gebruikt.
Voor chirurgie zijn er zelfs steriel verpakte disposable spiegeltjes in de handel.

MONDSPIEGEL 2

Beschrijving
Grote spiegels van glas of metaal die in de mond gebracht kunnen worden.

Toepassing
Warm maken in warm water, goed afdrogen en dan pas in de mond plaatsen (om beslaan van de spiegel te voorkomen.) Via de spiegel kunnen dan kleuropnamen van het gebit worden gemaakt vanuit diverse kijkrichtingen.

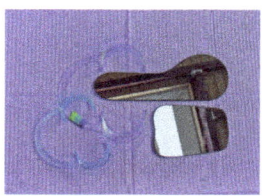

Figuur 6.213

MONOJECTSPUITJE

Beschrijving
Disposable spuitje met vaste gebogen tip, inhoud ca. 10 ml. De tip loopt zeer dun uit, maar kan geen verwondingen veroorzaken bij gebruik door ongeoefende personen.

Toepassing
Uitspuiten van ontstoken extractiewonden (alveolitis) en parodontale ontstekingen. Het spuitje kan veilig worden meegegeven aan de patiënt om thuis de behandeling te herhalen.

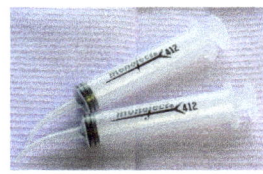

Figuur 6.214

MULTIFLEXKOPPELING

Beschrijving
Onderdeel van de behandelunit waaraan instrumenten kunnen worden gekoppeld die op perslucht werken.

Toepassing
Koppeling voor airotor (turbinehoekstuk) en Sonicflex. Werkt standaard met spraykoeling.

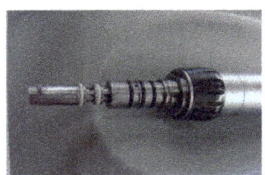

Figuur 6.215

NAALDENBEKER (ROMMELTROMMEL)

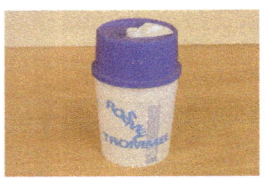

Figuur 6.216

Beschrijving
Goed afsluitbare beker of kleine container waar direct na het demonteren van de anesthesiespuit de gebruikte naalden in gedeponeerd kunnen worden. In beginsel kan de verpakking niet worden geopend, om te voorkomen dat de trommel wordt geleegd in een groter verzamelvat. Dit zou te veel kans op prikaccidenten opleveren.

Toepassing
Voor afvoer van gebruikte naalden, mesjes en vaak ook carpules. De afvoer van deze gevaarlijke materialen uit de praktijk mag in beginsel alleen door een erkend bedrijf worden verzorgd.

NAALDVOERDER

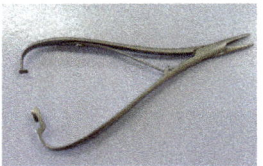

Figuur 6.217

Beschrijving
Tang met platte bek die ruw is aan de binnenzijde. Het handvat bevat achteraan een klemmechanisme van in elkaar grijpende vlakjes waarmee de tang dicht 'gezet' kan worden. Zo kan passief worden gewerkt met een dichtgeklemde tang.

Toepassing
Vastklemmen van een hechtnaald tijdens het aanbrengen van hechtingen.
Ook geschikt als alternatieve instelapparatuur voor röntgenfoto's, articulatiepincet en om cervicale matrices te fixeren tijdens het aanbrengen en uitharden van composietrestauraties.

NATRIUMHYPOCHLORIET (NAOCL)

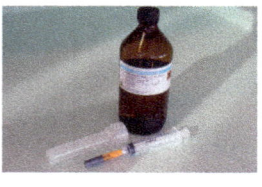

Figuur 6.218

Beschrijving
Chlooroplossing van 2 à 3%. De oplossing wordt bewaard in een donkere fles omdat anders de kwaliteit achteruitgaat. (Sommige tandartsen gebruiken een 5%-oplossing.)

Toepassing
Toegepast in disposable spuiten (10 ml met stompe naald) om wortelkanalen te irrigeren (spoelen). Tijdens een endo wordt tussentijds na elke maat de vijl uitgebreid gespoeld om optimale reini-

ging van het wortelkanaal te bewerkstelligen. Een patiëntenservet met plastic achterzijde is noodzakelijk om de kleding te beschermen. Werken met cofferdam wordt aanbevolen vanwege de uiterst onaangename smaak voor de patiënt.

NIERBEKKEN

Beschrijving
Lage niervormige schaal van roestvrijstaal of in disposable pulpuitvoering.
De pulpvarianten zijn in verschillende maten verkrijgbaar. Ze zijn watervast voor enige tijd zodat natte materialen er goed in bewaard of opgevangen kunnen worden.

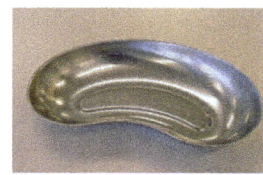

Figuur 6.219

Toepassing
Verzamelen van gebruikte materialen tijdens chirurgische behandelingen. Tevens bruikbaar voor het wegleggen van protheses tijdens een mondonderzoek van de patiënt.
Ten slotte geschikt als spuugbakje voor patiënten die zich onwel voelen.

NOODKROON

Beschrijving
Confectienoodkroontjes zijn gemaakt van aluminium of kunsthars.
In uitgebreide assortimentsdozen verkrijgbaar.
Individuele noodkronen zijn te vervaardigen met **protemp**★.

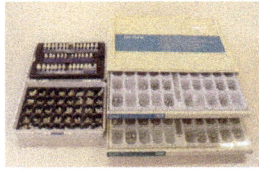

Toepassing
Tijdelijke restauratie na het slijpen van een kroon- of brugpreparatie. De randen moeten veelal met een **kronenschaartje**★ op maat geknipt worden. De noodkroontjes worden daarna met kunsthars (**protemp**★ of palavit) gerebased voor goede aansluiting op de stomp.

Figuur 6.220

ONTWIKKELAAR

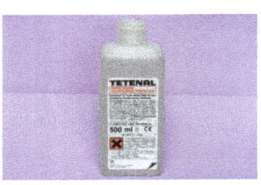

Figuur 6.221

Beschrijving
Chemische vloeistof voor het zichtbaar maken van de belichte kristallen in een lichtgevoelige plaat (foto).
De vloeistof kan uitgeput raken door gebruik en door veroudering aan de lucht.

Toepassing
Moet in het eerste vloeistofbad van een ontwikkelapparaat voor röntgenfoto's.
Geeft vieze bruine vlekken die niet te verwijderen zijn.
Gebruikte vloeistof als chemisch afval afvoeren.

OOGDOUCHE

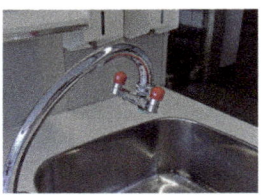

Figuur 6.222

Beschrijving
Opzetstukje van een wastafelkraan dat het water via twee zijwaarts bevestigde uitstroomopeningetjes kan laten stromen.

Toepassing
Bij incidenten in de praktijk waarbij personen irriterende stoffen in hun oog of ogen hebben gekregen, moeten de ogen direct aansluitend worden gespoeld met veel water.

OPBEETFOTO

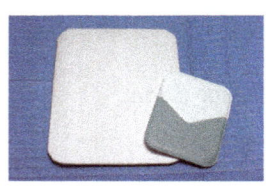

Figuur 6.223

Beschrijving
Grote (bijna) vierkante röntgenfoto waarop de hele onder- of bovenkaak in boven-benedenwaartse richting kan worden afgebeeld.

Toepassing
Onderzoek van de mondbodem bij speekselsteentjes in de glandula submandibularis en sublingualis.
Aantonen fracturen in de processus alveolaris en bij niet-doorgebroken elementen de positie bepalen (ligging binnen of juist buiten de tandboog).

OPT (ORTHOPANTOMOGRAM)

Beschrijving
Overzichtsfoto van de gehele onder- en bovenkaak en aangrenzende anatomische structuren (kaakkopjes, neusbijholte).

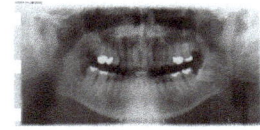

Figuur 6.224

Toepassing
Opsporen van afwijkingen in de kaken zoals fracturen en apicale ontstekingen, verloop van de wisselfase in beeld brengen en niet-doorgebroken gebitselementen ontdekken.

OPT-APPARAAT

Beschrijving
Röntgenapparaat voor extraorale opnamen.
De opnameplaten (analoog of digitaal) bevinden zich in een cassette die rond het hoofd van de patiënt draait tijdens de opname.

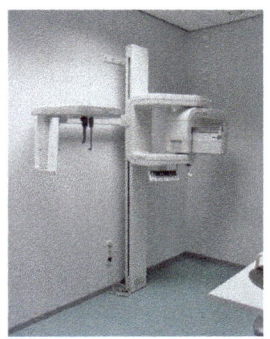

Toepassing
Patiënt staat 'in' het apparaat. De houding van het hoofd wordt gefixeerd door de patiënt op een bijtvorkje te laten bijten. De rondgang om het hoofd maakt wat lawaai en duurt ongeveer 15 seconden.

Figuur 6.225

OPZETKOPJE

Beschrijving
Deze kopjes voor een **hoekstuk*** zijn evenals de hoekstukken zelf van een kleurcode voorzien.
Het blauwe kopje is voor een 1:1-toerental.
Het groene kopje werkt vertragend.

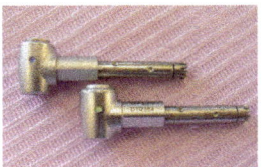

Figuur 6.226

Toepassing
Deze opzetstukjes zijn eenvoudig te verwisselen en het toerental van een hoekstuk kan nog beter worden afgestemd op een bepaalde bewerking.

ORBANMES

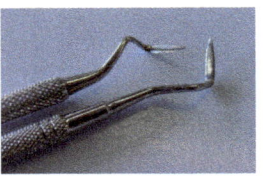

Figuur 6.227

Beschrijving
Handinstrument met ovaal, iets gekanteld werkblad. Het blad is aan twee zijden als mes te gebruiken.

Toepassing
In de parodontologie kan dit fijn gebogen snij-instrument dienst doen op moeilijk toegankelijke plaatsen in de mond. Het wordt gebruikt bij chirurgische ingrepen zoals flapoperaties en gingivectomie.

Orthodontie

Beschrijving
Voor het verplaatsen van gebitselementen wordt gebruikgemaakt van uitneembare apparatuur (traditionele beugels), soms in combinatie met een **headgear*** (buitenbeugel) en vaste apparatuur die bestaat uit geplakte **brackets***, ingebonden **orthodontische bogen*** en **molaarbanden***.

Toepassing
Bij vaste apparatuur wordt gebruikgemaakt van **orthodontische elastiekjes***. Bij de toepassing van **molaarbanden*** zijn tijdens het plaatsen een **bandsetter*** en een **banddriver*** nodig.
Met diverse orthodontische **tangen*** wordt de aangebrachte apparatuur bewerkt. Ten slotte worden molaarbanden verwijderd met behulp van een **bandafneemtang***.

ORTHODONTISCHE BOGEN

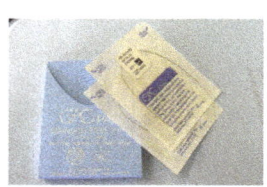

Figuur 6.228

Beschrijving
Paraboolvormige metalen draden. De draden zelf kunnen rond of vierkant zijn en hebben verschillende dikten voor verschillende toepassingen. Moderne soepele draden bestaan uit meerdere dunne samengevoegde draadjes (twisted draden).

Toepassing
Een ingebonden boog wil weer in zijn oorspronkelijke vorm komen. Daardoor ontstaat er kracht op de gebitselementen en verschuiven ze tot ze in een mooie rij staan opgesteld.

ORTHODONTISCHE ELASTIEKJES 1: INBINDELASTIEKJES

Beschrijving
Kleine soepele elastiekjes die rondom op een plastic strookje zijn gemonteerd. In veel uiteenlopende kleuren verkrijgbaar.

Toepassing
Ze worden doorgaans verwerkt met een **arterieklem*** en worden toegepast voor het vastzetten van orthodontische bogen in de aangebrachte **brackets***.

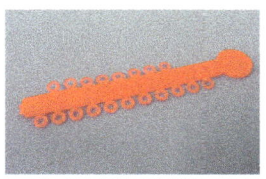

Figuur 6.229

ORTHODONTISCHE ELASTIEKJES 2: INTERMAXILLAIR ELASTIEK

Beschrijving
Wat grotere elastiekjes in een aantal verschillende diameters.

Toepassing
Bij bevestiging van het ene eind in de bovenkaak en het andere eind in de onderkaak kan de kaakrelatie in voor-achterwaartse zin worden beïnvloed tijdens de groeiperiode van kinderen.

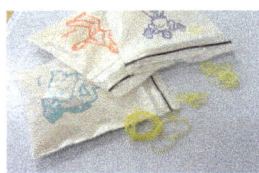

Figuur 6.230

ORTHODONTISCHE ELASTIEKJES 3: KETTINGELASTIEK (CHAIN)

Beschrijving
Elastisch koord met kleine ronde openingetjes die om orthodontische brackets passen.

Toepassing
In een situatie waarin de gebitselementen naar elkaar toe verplaatst moeten worden, kunnen de brackets van dit kettingelastiek worden voorzien.

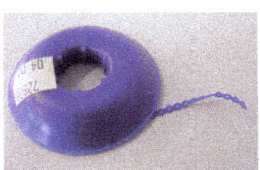

Figuur 6.231

ORTHODONTISCHE LIGATUUR

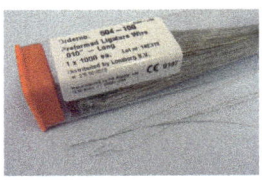

Figuur 6.232

Beschrijving
Zeer dunne soepele metalen draad in lusvorm. Kan eenvoudig worden gebogen en geknipt.

Toepassing
De lus wordt over de bracket met de geplaatste boog geschoven. Met een arterieklemmetje wordt de ligatuur gebogen en gedraaid rond de bracket.

ORTHODONTISCHE TANGEN: ZIE TANGEN

PAPERPOINTS

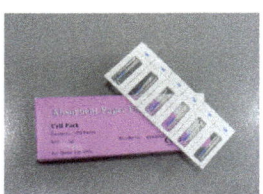

Figuur 6.233

Beschrijving
Zeer dunne, spits toelopende papieren stiftjes.
Ze worden gesteriliseerd afgeleverd.

Toepassing
Drogen van een wortelkanaal.
De stiften zijn volgens het gangbare endomaatsysteem voorzien van kleur (op het buisje, de top van de stift, of zelfs de hele stift in een bepaalde kleur).

PENTAMIX

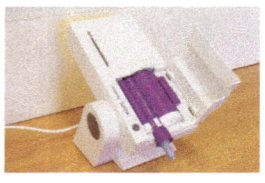

Figuur 6.234

Beschrijving
Mengmachine die doorgaans wordt gebruikt voor het mengen van pasta/afdrukmaterialen. Zelfs stugge materialen zijn volkomen egaal en constant van samenstelling te mengen door deze machine. Onder de kap worden patronen aangebracht met de betreffende materialen die via de elektrische bediening in passende hoeveelheden via de mengtip worden afgeleverd. Het apparaat kan eventueel worden opgehangen om ruimte op het werkblad uit te sparen. Er is ook een mogelijkheid om alginaatpatronen te plaatsen.

Toepassing
Plaats patronen van het gewenste afdrukmateriaal en breng een mengtip aan. Druk op de knop voor levering van het gemengde

materiaal. Vul een afdruklepel of een afdrukspuit direct vanuit de uitstroomopening van de mengtip. Laat de mengtip als bescherming van het afdrukmateriaal tegen uitdroging zitten en breng pas kort voor het moment dat een volgende portie nodig is, een schone aan.

PINCET 1: ANATOMISCH PINCET

Beschrijving
Klein breed recht pincetje met afgeronde geribbelde bek.

Toepassing
In gebruik bij chirurgische ingrepen vanwege het grote oppervlak van de bek.

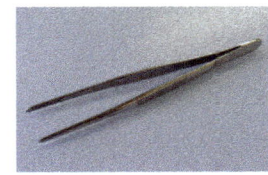

Figuur 6.235

PINCET 2: CHIRURGISCH PINCET

Beschrijving
Robuuste rechte pincet met aan beide bekken een scherpe naar binnen gerichte punt.

Toepassing
Bij chirurgische ingrepen kan stugge mucosa stevig worden vastgepakt en zelfs iets worden opgerekt als het moet.

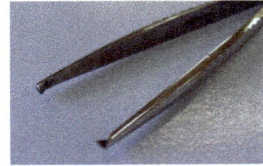

Figuur 6.236

PINCET 3: COLLEGEPINCET

Beschrijving
Traditionele pincet met een hoek van 45° in het verlengde van het heft. De bek sluit zeer nauwkeurig met een zeer klein raakvlak.

Toepassing
Algemeen toegepast tijdens de tandheelkundige behandeling voor het aanreiken van wattenrollen en overige verbruiksmaterialen.

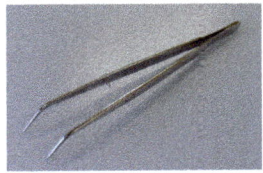

Figuur 6.237

PINCET 4: KLEMPINCET

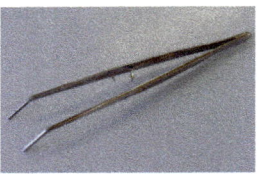

Figuur 6.238

Beschrijving
Pincet met klemmechanisme in het heft. Kan worden vastgezet met gesloten bek. Manipuleren met vastgeklemde materialen is dan zonder kracht en concentratie mogelijk.

Toepassing
Manipuleren van kleine gladde structuurtjes (zoals hechtingen en een drain) die makkelijk wegglijden uit de bek.
Ook voor het aanreiken van **guttapercha points*** en paperpoints uitstekend te gebruiken.

PLUGGER

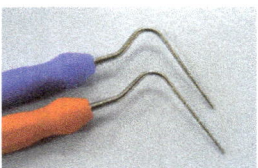

Figuur 6.239

Beschrijving
Handinstrument met lang, rond werkgedeelte en een afgeplat uiteinde. Er is een millimeterverdeling op het werkgedeelte aangebracht.

Toepassing
Na het vullen van een wortelkanaal met **guttapercha points*** wordt met dit stevige instrument de kanaalvulling vanaf occlusaal aangeduwd.

POCKETMARKER

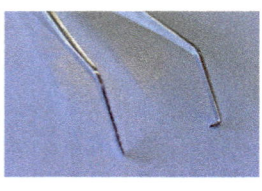

Figuur 6.240

Beschrijving
Pincet met aan één zijde van de bek een scherpe punt. De andere zijde van de bek heeft een millimeterverdeling zodat de diepte van de pocket gecontroleerd kan worden.

Toepassing
Bij parodontale chirurgie wordt de diepte van de pockets 'afgetekend' door de gladde poot op het diepste punt van de pocket te plaatsen en vervolgens door het dichtknijpen van de pocketmarker op die hoogte een klein gaatje (is zichtbaar bloedinkje) te maken in de mucosa.

POCKETSONDE

Beschrijving
Rechte sonde met ronde top en een millimeterindicatie van 1-10 mm op het werkgedeelte.

Toepassing
Meten van de diepte van de sulcus of pocket bij periodiek onderzoek en het opnemen van een pocket- of parodontiumstatus.

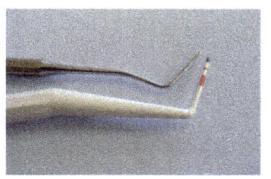

Figuur 6.241

POLIJSTBORSTELTJE

Beschrijving
Borsteltje, gemonteerd op een mandrel.
Met schroefdraad voor bevestiging in **prophykopje***.

Toepassing
De fissuren in de occlusale vlakken van de gebitselementen polijsten met polijstpasta.

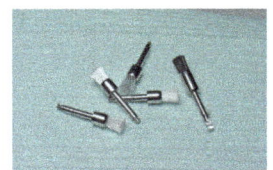

Figuur 6.242

POLIJSTCUPJE

Beschrijving
Cupjes, gemonteerd op een mandrel.
Met schroefdraad voor bevestiging in **prophykopje***.

Toepassing
De gladde vlakken van de gebitselementen (vestibulaire en orale vlakken) polijsten met polijstpasta.

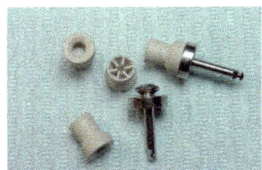

Figuur 6.243

POLIJSTPASTA

Beschrijving
Tube, pot of *single dose*-verpakking met min of meer schurende pasta.
De meeste pasta's bevatten fluoride.

Toepassing
Verwijderen van aanslag, tandplaque of pellicle (de eiwitlaag die door het speeksel op de gebitselementen wordt afgezet).

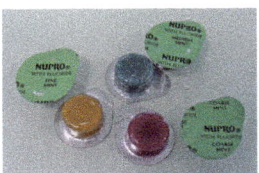

Figuur 6.244

Bij gebruik voorafgaand aan het aanbrengen van sealants of restauraties wordt pasta zonder fluoride gebruikt.

POLIJSTSCHIJFJES

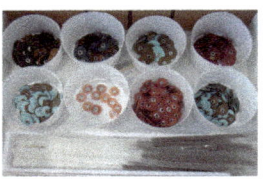

Figuur 6.245

Beschrijving
Schuurpapieren schijfjes in diverse grofheden en in twee verschillende diameters.

Toepassing
Gemonteerd op een mandrel te gebruiken voor het polijsten van composietrestauraties. Gebruikt in de volgorde van grof naar fijn.

PRIMER

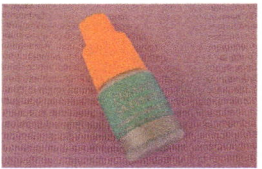

Figuur 6.246

Beschrijving
Vloeistof die het dentine van een preparatie zodanig bewerkt dat er een goede hechting met het **adhesief*** kan ontstaan.

Toepassing
In kleine hoeveelheid na het etsen toegepast bij adhesieve restauraties. Primer droogblazen alvorens het adhesief aan te brengen.

PROPHYKOPJE

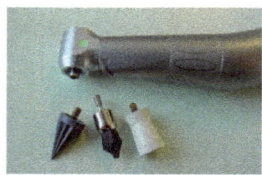

Figuur 6.247

Beschrijving
Dit opzetkopje voor een groen **hoekstuk*** heeft een speciaal goed afgesloten bevestigingsmechaniek voor polijstcupjes en -borsteltjes om schurende polijstpasta buiten het interne mechaniek te houden.

Toepassing
Bij elke behandeling waarbij de gebitselementen worden gepolijst met polijstpasta of puimsteen.

PROTEMP

Beschrijving
Kunstharsmateriaal dat na uitharden enigszins veerkrachtig blijft. Verkrijgbaar in cartridges die met bijgeleverd mengpistool gebruikt moeten worden.
Bevat geen vluchtige stoffen en is eenvoudig te verwerken.

Toepassing
Bij het vervaardigen van noodkronen kan dit materiaal worden gebruikt om confectienoodkroontjes te rebasen, maar het materiaal leent zich ook prima voor het vervaardigen van een individuele noodkroon met behulp van een partieel alginaatafdrukje dat voorafgaand aan het prepareren is genomen.

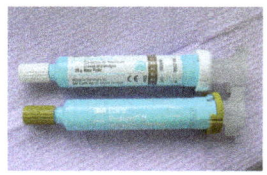

Figuur 6.248

PROTHESEBAKJE

Beschrijving
Rond, laag metalen bakje. Ontleent de naam aan de historische toepassing: het bewaren of wegleggen van een prothese.

Toepassing
Bij chirurgische ingrepen te gebruiken als reservoir voor een fysiologisch-zoutoplossing.

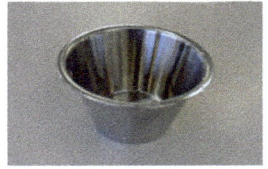

Figuur 6.249

PUIMSTEEN

Beschrijving
Grijs poeder, smaakloos en reukloos.

Toepassing
Aangelengd met water te gebruiken voor het verwijderen van rookaanslag op gebitselementen.
Met polijstmotor en polijstborstel toe te passen bij het polijsten van gebitsprothesen.

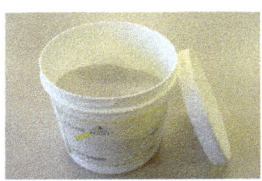

Figuur 6.250

RASPATORIUM

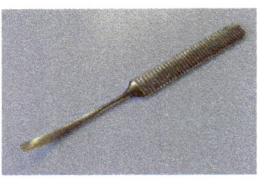

Figuur 6.251

Beschrijving
Plat instrument met stevig geribbeld handvat en iets gekromde, rondlopende, scherpe werkzijde.

Toepassing
Bij chirurgische ingrepen waarbij het botvlies met de mucosa (mucoperiost) van het onderliggende kaakbot moet worden losgemaakt. Het scherpe uiteinde kan voorzichtig het botvlies loswerken en van het bot afschuiven.

RATELSLEUTEL

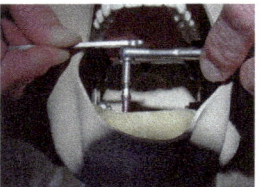

Figuur 6.252

Beschrijving
Demonteerbare 'dopsleutel' die maar naar één zijde een moertje kan aandraaien. Naar de andere zijde draaien levert geen beweging van het moertje op en de sleutel maakt daarbij een ratelend geluid.

Toepassing
Tijdens het inbrengen van een implantaat wordt een lichte schroefbeweging uitgevoerd met dit instrument.

REGISTRATIESTIFT

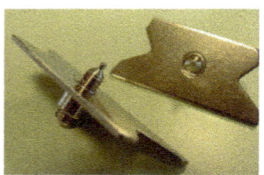

Figuur 6.253

Beschrijving
Plat metalen plaatje met in het midden aan één zijde een opbouwtje waar een metalen pennetje uitsteekt. Is onderdeel van een setje waar ook een **registratietafeltje*** en een **rondel*** bij horen.

Toepassing
Bij het vervaardigen van een volledige prothese kan met deze apparatuur worden vastgelegd hoe de kaken zich ten opzichte van elkaar bevinden. (Bij betande kaken wordt daarvoor een **wasbeet*** gebruikt.)

REGISTRATIETAFELTJE

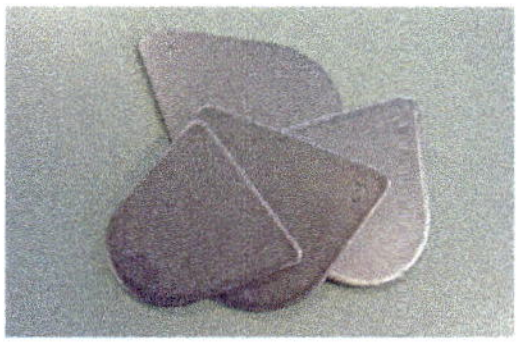

Beschrijving
Metalen plaatje in de vorm en maat van de gebitsboog.
Vormt als setje een geheel met een **registratiestift*** en een plastic **rondel***.

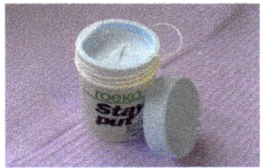

Figuur 6.254

Toepassing
Het plaatje wordt ingesmeerd met vetkrijt. Door bevestiging van het registratiesetje in de waswallen bij de beetbepaling van edentate patiënten schrijft het pinnetje van de registratieplaat een figuur in het vetkrijt (pijlpuntregistratie).

RETRACTIEDRAAD

Beschrijving
Gevlochten draad, in verschillende dikten beschikbaar.
Retractie betekent 'terugtrekken'.
(Sommige soorten zijn geïmpregneerd met een bloedstelpend medicament.)

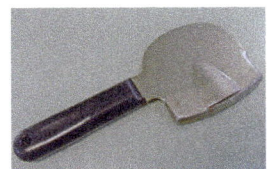

Figuur 6.255

Toepassing
Stukjes van enkele centimeters kunnen in de sulcus worden aangebracht rond een kroonpreparatie. De sulcus wordt daardoor verbreed, waardoor het dunne afdrukmateriaal beter toegang heeft.
Bij een klasse V-preparatie kan een stukje retractiedraad de gingiva opzij houden, zodat er geen vocht toetreedt tijdens het restaureren.

RIMMVORMER

Beschrijving
Eigenaardig gevormd instrument met dikke houten steel en groot plat halfrond metalen werkblad. De achterrand van het werkblad staat iets omhoog en heeft een klein gaatje precies middenachter.

Figuur 6.256

Toepassing
Bij volledige protheses wordt dit instrument gebruikt om de vorm van de waswal op de juiste hoogte te smelten. De rimmvormer wordt daartoe verwarmd door hem in een gasvlam te houden. De overtollige was stroomt weg via het openingetje middenachter.

RISKCONTROL

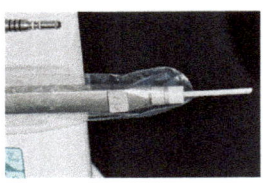

Figuur 6.257

Beschrijving
Disposable tip voor de meerfunctiespuit. Volgens de WIP-richtlijn tandheelkunde is het advies dit bij elke patiënt toe te passen.

Toepassing
Met behulp van een koppelstuk kunnen deze disposables op elke meerfunctiespuit worden aangebracht. Per type unit is een passend koppelstuk leverbaar.

RONDEL

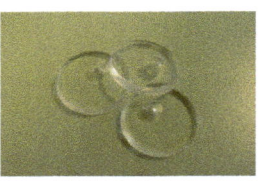

Figuur 6.258

Beschrijving
Klein plastic schijfje met klein gaatje.
Vormt een setje met een **registratiestift*** en **registratietafeltje***.

Toepassing
Wordt met **kleefwas*** bevestigd op het registratietafeltje nadat de beet is geregistreerd bij patiënten met een volledige prothese. Het gaatje valt samen met de plaats waar het pinnetje van de registratiestift neerkomt bij ontspannen dicht bijten.

Röntgen[9]

Beschrijving
Röntgenstraling kan op lichtgevoelige materialen een schaduwbeeld projecteren.
Traditionele (analoge) foto's moeten na belichting in een **röntgenontwikkelapparaat*** worden bewerkt om het beeld zichtbaar te maken.
Digitale röntgenbeelden worden met een fosforplaatje **(SPP-plaat***) of een **CCD-sensor*** gemaakt.
De SPP-plaatjes moeten in een **röngenscanner*** om het beeld te 'ontwikkelen'.
De CCD-sensor geeft via een verbindingskabel direct op het computerscherm een beeld te zien.

---

9 Zie voor meer informatie Standby Praktijkreeks: D.M. Voet Zelfstandige (be)handelingen. Deel 3. Houten 2004: Bohn Stafleu van Loghum.

Toepassing

Röntgenfoto's bieden aanvullende onderzoeksmogelijkheden. De foto's hebben dus altijd pas betekenis in samenhang met de klinische waarneming in de mond.

Bij inachtneming van de veiligheidsvoorschriften en gebruik van up-to-date apparatuur kan binnen de tandheelkunde veilig gebruikgemaakt worden van de röntgentechnologie.

Intraorale opnamen zijn: **bitewing***, **solo*** (periapicale opname), **opbeetfoto***. Een traditioneel **röntgenapparaat*** kan deze opnamen verzorgen.

Extraorale opnamen zijn **OPT*** en **RSP*** en worden gemaakt met een **OPT-apparaat***.

RÖNTGENAPPARAAT

Beschrijving

Eenvoudig apparaat dat bestaat uit een röntgenkop, een röntgenbuis (tubus) en een **röntgentimer***.

Toepassing

Geschikt voor het maken van alle intraorale röntgenopnamen: bitewings, solo's en opbeetfoto's.

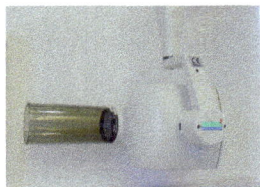

Figuur 6.259

RÖNTGENONTWIKKELAPPARAAT

Beschrijving

Automatisch werkend apparaat waar aan de ene zijde een analoge röntgenfoto in wordt gebracht en aan de andere zijde de foto ontwikkeld, gefixeerd, gespoeld en gedroogd wordt afgeleverd. Handmatig kunnen de chemische baden (ontwikkelaar en fixeer) worden ververst. Bij grote uitvoeringen is automatische regeneratie van de vloeistoffen mogelijk.

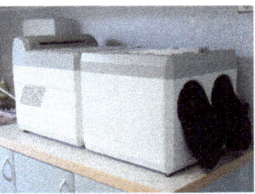

Figuur 6.260

Toepassing

Analoge röntgenfoto's zijn eenvoudig te ontwikkelen. De daglichtkap moet goed gesloten zijn tijdens het uitpakken van de foto's. Het apparaat moet ruim van tevoren worden aangezet om te zorgen voor de juiste temperatuur van de chemische baden die zich in het apparaat bevinden.

RÖNTGENSCANNER

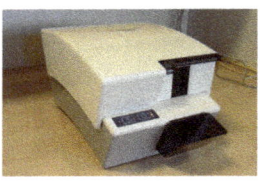

Figuur 6.261

Beschrijving
Apparaat voor het lezen van digitale röntgenopnamen die met fosforplaatjes (SPP) zijn vervaardigd.

Toepassing
Scanner verbinden met behandelkaart van de betreffende patiënt. Beelddrager uitpakken en direct in de scanner brengen. Automatisch wordt het beeld gevormd en op het beeldscherm getoond.

RÖNTGENTIMER

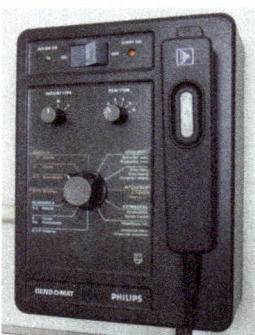

Figuur 6.262

Beschrijving
Wandkastje met instelmogelijkheden voor röntgenopnamen. Er kan worden gevarieerd naar locatie in de mond, postuur van de patiënt en gevoeligheid van de beelddrager. Een lang snoer met afdrukknop is bevestigd voor het bedienen van de timer.

Toepassing
Voorafgaand aan elke röntgenopname dient de timer juist te worden ingesteld.
Doorgaans wordt met één type beelddrager gewerkt, zodat de instelling van de gevoeligheid altijd onveranderd blijft.
Wel moeten het postuur en de opnamelocatie telkens zorgvuldig worden ingesteld. Het lange snoer zorgt voor voldoende afstand van de behandelaar tot het röntgenapparaat tijdens het bestralen.

RSP (RÖNTGENSCHEDELPROFIEL-FOTO)

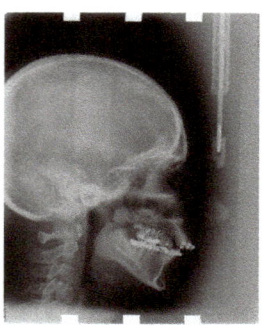

Figuur 6.263

Beschrijving
Extraorale overzichtsfoto van de schedel vanuit zijwaarste richting.
RSP is de afkorting van: röntgenschedelprofiel-foto.
Deze opname wordt gemaakt met een OPT-apparaat dat een speciale uitbreiding hiervoor heeft.

Toepassing
In de orthodontie wordt deze opname gebruikt om de opbouw van de schedel te bekijken. Door metingen kan inzicht worden verkregen in de te verwachten groeirichting van de kaken.

SCALER

Beschrijving
Handinstrument met kort en recht, of sikkelvormig gebogen, driehoekig werkblad met twee scherpe zijden dat in een scherpe punt uitloopt.
Er is een type met het werkgedeelte in het verlengde van het handvat of met een hoek. Daarvan is er een rechts- en linksom gebogen type.

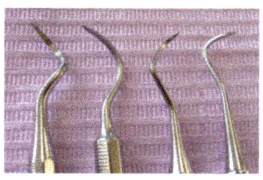

Figuur 6.264

Toepassing
Verwijderen van supragingivaal tandsteen.
De scalers met werkblad in het verlengde van het handvat worden in het front toegepast. De sikkelvormige scaler wordt ook wel U-15 genoemd.
De scalers waar het werkblad in een bocht is gevormd, zijn voor gebruik in de zijdelingse delen.

SCALPEL 1

Beschrijving
Buitengewoon dun en vlijmscherp opzetmesje, stevig vastgeklikt op stevig metalen heft.
Er zijn verschillende vormen van het mesje verkrijgbaar.

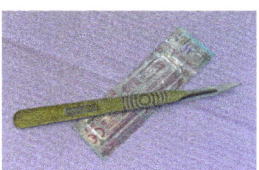

Figuur 6.265

Toepassing
Voor het incideren (insnijden) van slijmvlies. Met **arterieklem*** of **naaldvoerder*** het mesje van het heft verwijderen en afvoeren bij gevaarlijk afval. Nooit met de handen demonteren!

SCALPEL 2 (DISPOSABLE)

Beschrijving
Disposable uitvoering van scalpel. Minder stevig materiaal. De mesjes zijn eveneens in verschillende vormen verkrijgbaar.

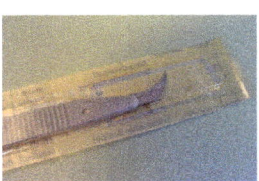

Figuur 6.266

Toepassing
Veilig werken met dit materiaal.
Afvoeren in naaldencontainer of afvalbeker voor gevaarlijk afval.

SCHAARTJE: ZIE KRONENSCHAARTJE

SCHAARTJE: ZIE CHIRURGISCH SCHAARTJE

SCHUURSTRIPS

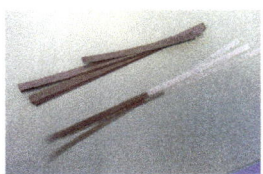

Figuur 6.267

Beschrijving
Papieren of metalen strips met aan een zijde of aan beide zijden schuurpartikels. In verschillende grofheden verkrijgbaar.

Toepassing
Het afwerken van interdentale vlakken van restauraties. De metalen strips zijn steviger maar daardoor ook dikker dan de papieren varianten.

Sealant

Beschrijving
Dun vloeibaar materiaal dat met tussenkomst van **ets*** *of een* **conditioner*** *kan worden gehecht aan het glazuuroppervlak.*
Verschillende materialen zijn beschikbaar.

Toepassing
Bij dreigende cariës van diepe occlusale fissuren wordt dit dunne materiaal aangebracht als verzegeling van de kwetsbare fissuren.

SEALANT 1: KUNSTSTOF SEALANT

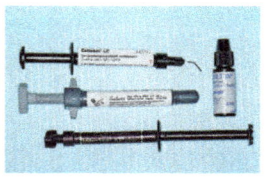

Figuur 6.268

Beschrijving
Dunne vloeibare kunsthars zonder vuldeeltjes. Het materiaal is licht-uithardend (LC) en kan met behulp van een **led*** of een **halogeenlamp*** worden uitgehard.

Toepassing
In bedreigde fissuren als verzegeling.
De hechting van het materiaal is tijdens het aanbrengen buitengewoon gevoelig voor vocht.

SEALANT 2: GLASIONOMEERSEALANT

Beschrijving
Glasionomeercement dat uithardt via chemische weg of door halogeenlicht. Een derde mogelijkheid is om het materiaal met een ultrasoon tipje (zonder koelwater) te bewerken. Hierdoor treedt versnelde en verbeterde uitharding op.

Toepassing
Als sealant te gebruiken bij bedreigde fissuren. Vanwege de fluorideafgifte van het materiaal en de chemische hechting aan het tandoppervlak ook te gebruiken in fissuren die reeds een zeer geringe aantasting vertonen.
Dit materiaal is iets minder kwetsbaar voor vocht tijdens de verwerking en is makkelijker te verwerken dan kunstharssealants.

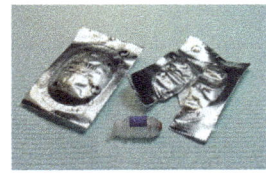

Figuur 6.269

SEALANT 3: GLASS CARBOMER SEALANT

Beschrijving
Ietwat taai materiaal op basis van glasionomeercement dat chemisch uithardt maar onder invloed van een lichtbron met hoge energetische waarde versneld hard wordt.
Bevat toevoegingen die ten opzichte van het gewone glasionomeer de slijtvastheid en de hechting aan glazuur sterk hebben verbeterd.

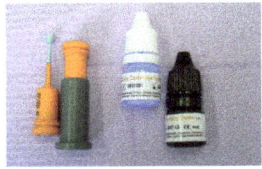

Figuur 6.270

Toepassing
Zelfde toepassingsgebied als de gewone glasionomeersealants.
De versnelde uitharding met halogeenlicht maakt het makkelijker toepasbaar.
De snelle en verbeterde hechting maakt het materiaal nog betrouwbaarder dan het gewone glasionomeercement.

SLEEVE 1: STERIELE BOORHOES

Beschrijving
Beschermhoezen voor medische apparatuur.
Bij chirurgische ingrepen zijn gesteriliseerde lange, dunne hoezen noodzakelijk die om de boorslang worden bevestigd.

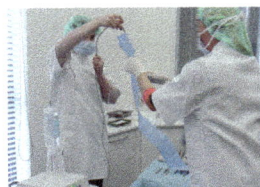

Figuur 6.271

Toepassing

De boorslang wordt tijdens de chirurgische behandelingen weggelegd over de patiënt die met steriele doeken is afgedekt. Daarbij mag er geen contaminatie optreden van de doeken zo direct bij het werkgebied.

SLEEVE 2: DUN HYGIËNISCH BESCHERMHOESJE

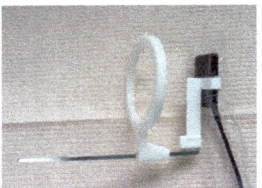

Figuur 6.272

Beschrijving

Hygiënisch hoesje voor bijvoorbeeld CCD-sensoren.
Bij tandheelkundige behandelingen worden kleinere sleeves ook gebruikt bij lastig te reinigen apparatuur (met beweegbare knopjes, kleine randjes enzovoort).

Toepassing

Veel toegepast bij de meerfunctiespuiten, bij uithardingslichtbronnen en CCD-sensoren.

SLIJPSET

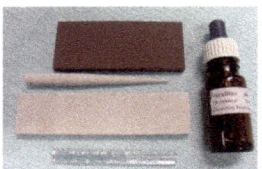

Figuur 6.273

Beschrijving

Een slijpsetje bestaat uit een platte arkansassteen, een conische arkansassteen en een platte keramische slijpsteen.
Daarbij is tevens parafineolie als smeermiddel nodig en een teststaafje om het resultaat te controleren.

Toepassing

Handmatig slijpen van scalers en curettes is soms tijdens de (initiële) behandeling noodzakelijk. Aan de stoel wordt dan met behulp van deze slijpset handmatig een instrument geslepen.
Ook excavators kunnen met deze slijpset worden geslepen.

SOLO (PERIAPICALE OPNAME)

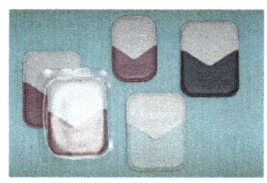

Figuur 6.274

Beschrijving

Röntgenopname waar de wortels van de gebitselementen op zijn afgebeeld.

Toepassing

Onderzoek naar periapicale ontstekingen en beoordeling van het botniveau rondom de elementen.

Sonde

Beschrijving

Handinstrument met dun rond werkgedeelte in rechte of gebogen vorm, al of niet met een scherpe punt.
Er zijn verschillende typen te onderscheiden: **endosonde***, **furcatiesonde***, **pocketsonde*** en de gewone **sonde*** (sikkelsonde).

Toepassing

Geschikt om harde oppervlakken af te tasten.

SONDE (SIKKELSONDE)

Beschrijving

Sikkelvormig werkdeel en scherpe punt. Geldt als de standaardsonde en is onderdeel van de basisset voor mondonderzoek.

Toepassing

Algemeen toegepast voor het aftasten van harde weefsels en randen van restauraties in de mond.

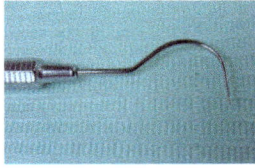

Figuur 6.275

SONICFLEX

Beschrijving

Opzetstuk voor de flexkoppeling dat met behulp van perslucht een ultrasone trilling kan opwekken. Verwisselbare metalen tipjes zijn in verschillende vormen en lengten aanwezig. Voor elk toepassingsgebied is er een ander tipje. Centraal in de tip bevindt zich een spleet waar waterkoeling doorheen gevoerd kan worden. De trillingsfrequentie is niet instelbaar.

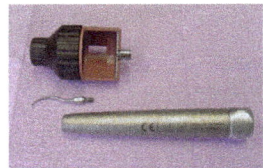

Figuur 6.276

Toepassing

Verwijderen van supra- en subgingivaal tandsteen. Door de grote variatie in vorm van de tipjes kunnen ook zeer diepe pockets worden gereinigd. De tipjes slijten af door gebruik, maar vervanging hoeft niet snel plaats te vinden omdat de kwaliteit van de trilling onverminderd blijft (bij een cavitron neemt de trillingsfrequentie af bij veroudering van de tips).

SPEED-O-MATIC (AMALGAAMCONDENSATOR)

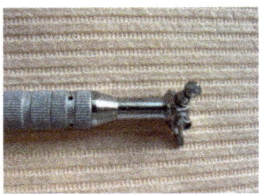

Figuur 6.277

Beschrijving
Mechanisch condenseerinstrument dat is aangesloten op de unit. Het apparaat werkt als een pneumatische hamer en kan met een tikkende beweging verschillende vormen stoppertjes in het amalgaam drukken. Smalle stoppertjes voor de bodem van de boxen en bredere stoppertjes voor de ruimere delen van de preparatie. Een 'bolletje' voor de toplaag van de restauratie.

Toepassing
Voor zorgvuldige en krachtensparende condensatie kan van dit apparaat zeer goed gebruik worden gemaakt. Het amalgaam wordt er kwalitatief buitengewoon goed van.

SPIRITUSBRANDER (HANAUTORCH)

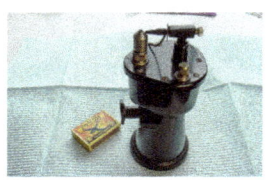

Figuur 6.278

Beschrijving
Ingenieus apparaat met bovenin een reservoir voor spiritus en onderin een pompmechanisme om lucht te comprimeren.
De 'perslucht' kan de vlam in horizontale richting stuwen en zeer smal (spits) laten uitlopen.

Toepassing
Voor verwerken van kleine oppervlakken kan dit 'vuurpistool' worden gebruikt.
Meestal ingezet bij protheses die in de was(pas)fase verkeren en bij het opbrengen van stent.
Grote oppervlakken zijn minder goed egaal te verwarmen met dit instrument.

SPITTOON

Beschrijving
Spuugbakje met bekervuller naast de behandelstoel. Doorgaans van porselein en voorzien van een plateau voor een (disposable!) bekertje. Als de positie van het spittoon de beweging van de behandelstoel kan verstoren, is er meestal een beveiliging waardoor de stoel 'niet meer werkt'. Het spittoon weer in de juiste positie brengen heft deze blokkade van de stoel op.

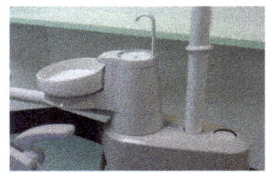

Figuur 6.279

Toepassing
Na afloop van een behandeling kan de patiënt even een onaangename smaak wegspoelen. Vaak wordt er ook tussentijds gebruik van gemaakt, wat een vlotte behandeling wel eens kan verstoren. Angstige patiënten willen vaak spoelen, om daarmee even de behandeling te onderbreken. Dit kan onrustig zijn.

SPP-PLAAT

Beschrijving
Dunne flexibele beelddrager voor het maken van digitale röntgenopnamen (Storage Phosfor Plate), beter bekend als 'fosforplaatje'. In verschillende afmetingen verkrijgbaar, zowel voor intraorale opnamen als voor extraorale opnamen. Via een scanner wordt de opname ingelezen en opgeslagen in de computer. De scanner wist het fosforplaatje na het inlezen.

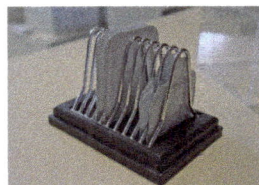

Figuur 6.280

Toepassing
Voorafgaand aan het gebruik het fosforplaatje inpakken in lichtdicht hoesje dat na de bestraling de foto beschermt en bovendien als hygiënemaatregel geldt.
Na de opname hoesje afnemen met alcohol (en handschoenen desinfecteren met handalcohol) voordat de beelddrager naar de scanner wordt vervoerd.

SPREADER

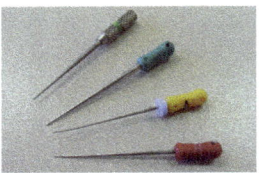

Figuur 6.281

Beschrijving
Klein **endo**★-instrumentje met gladde schacht in de afmetingen van een **endovijl**★.

Toepassing
Nadat enkele guttapercha points zijn geplaatst als wortelkanaalvulling, wordt een spreader tussen de stiften geforceerd om zodoende extra ruimte te maken voor een volgende guttapercha point.

STENT (ISOFUNCTIONAL)

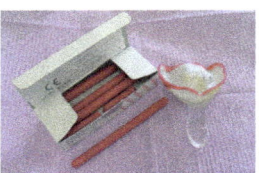

Figuur 6.282

Beschrijving
Oorspronkelijk een hard en daardoor bros materiaal dat in staafjes wordt geleverd. Door verwarming wordt het materiaal zacht en kan het makkelijk worden vervormd. Na afkoeling is het materiaal erg vormstabiel. Vanwege de hardheid kan het breken in plaats van buigen zoals was.
Verschillende soorten onderscheiden zich in smelttemperatuur, gladheid van het oppervlak en vervormingseigenschappen. Tegenwoordig wordt veel gebruikgemaakt van de zachtere 'soort' isofunctional.

Toepassing
Het afvormen van de randen van een individuele afdruklepel voor een volledige prothese wordt bij voorkeur met (grijze) stents uitgevoerd. De stents worden verwarmd met behulp van de spitse vlam van een Hanautorch (**spiritusbrander**★), half vloeibaar op de rand aangebracht en vervolgens in de mond geplaatst. Met bewegingen van de wangmusculatuur wordt de lepelrand definitief gevormd.

STERIEL PAKKET

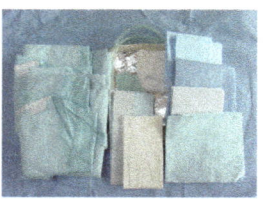

Figuur 6.283

Beschrijving
Verzameling van steriele attributen voor een chirurgische ingreep. Het bevat **steriele kleding**★ voor de operateur en de assistente, **steriele doeken**★ om de instrumententafel gereed te maken en de omgeving van het werkgebied af te dekken (patiëntendoeken). Verder zijn steriele **sleeves**★ (boorhoezen) opgenomen, afdekmateriaal voor het handvat van de operatielamp, plakstrips, tissues en gazen.

Toepassing

Nadat de assistente een muts, mondmasker en beschermbril en steriele **handschoenen** 1* heeft aangedaan, geeft de omloopassistente het steriele pakket vanuit de verpakking aan (zonder het aan te raken).

Het pakket wordt geopend waarbij de bovenste omslag *van de assistente af* wordt weggeslagen. De onderste overslag wordt daarna naar de assistente toe weggeslagen.

Steriel werken vraagt veel concentratie en moet duidelijk en goed worden aangeleerd.

STERIELE DOEKEN

Beschrijving

Katoenen of disposable doeken van verschillende afmetingen. Sommige uitvoeringen hebben een gat in het midden.

Toepassing

Dienen als steriele ondergrond voor de instrumententafel. Overige doeken worden met behulp van doekklemmen over de patiënt gedrapeerd. Doeken met een gat worden gebruikt om het directe werkterrein vrij te houden. Dit kan echter ook worden bereikt met dichte doeken die over het gezicht worden gevouwen.

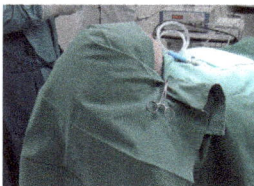

Figuur 6.284

STERIELE KLEDING

Beschrijving

Bestaat uit een steriele jas en steriele handschoenen. De overige kledingaspecten zoals haarbedekking, mondmasker en beschermbril hoeven niet steriel te zijn.

Toepassing

Na het aantrekken van steriele kleding moeten de handen altijd boven het middel blijven om niet in aanraking te komen met besmet gebied.

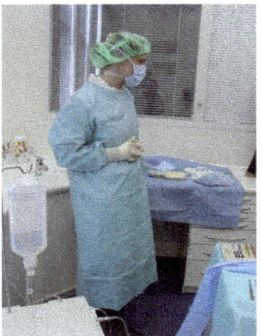

Figuur 6.285

TAMPONSTOPPER

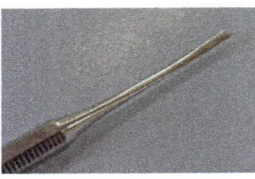

Figuur 6.286

Beschrijving
Handinstrument met een plat werkgedeelte met daarin een V-vormige inkeping.
Heeft vanwege de vorm goed grip op dunne, slappe materialen.

Toepassing
Te gebruiken om gaastampons in een alveole te brengen of een stukje rubberdam als drain te installeren na een abcesincisie.

Tangen

Beschrijving
Voor vele doeleinden zijn diverse tangen ontwikkeld. De meest gebruikte typen bij orthodontie en de restauratieve tandheelkunde worden in het hiernavolgende besproken. Elders zijn reeds **extractietangen***, de **knabbeltang*** en de **kronenafneemtang*** beschreven.

Toepassing
In grote lijnen is er een onderscheid aan te brengen in tangen die kunnen buigen en tangen die kunnen knippen.

TANGEN 1: BOMBEERTANG

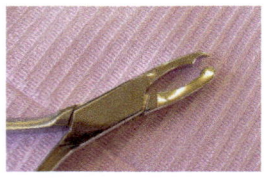

Figuur 6.287

Beschrijving
Tang met een stevige bek waarvan de ene zijde hol is en andere zijde bol.

Toepassing
Bij gebruik van metalen noodkroontjes kan met dit type tang de pasvorm van de cervicale rand worden gecorrigeerd.

TANGEN 2: BUIGTANG

Beschrijving
Simpele huis-tuin-en-keukentang. De ene zijde van de bek is recht (plat) en de andere zijde is rond.

Toepassing
Door de rechte en ronde zijden kunnen alle draadvormen met dit type tang worden gebogen.

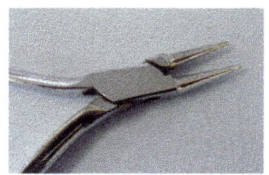

Figuur 6.288

TANGEN 3: DRIEBEKTANG

Beschrijving
Stevige tang met een bijzondere bek: de ene zijde bestaat uit twee pootjes waar een derde pootje van de andere bek juist in valt.

Toepassing
Deze tang buigt lusjes in een recht stuk draad. Zo wordt de draad ingekort met behoud van de mogelijkheid om hem weer te verlengen, indien dat later nodig blijkt te zijn.

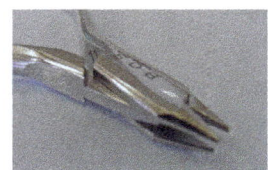

Figuur 6.289

TANGEN 4: HEADGEARTANG

Beschrijving
Vergelijkbaar met de buigtang, met als verschil dat het ronde deel van de bek in drie trapjes van verschillende diameter is verdeeld.

Toepassing
Prima instrument om de stugge boog van een headgear bij te stellen. De zogenoemde U-lussen kunnen met de smalle bovenste trap goed worden benaderd.

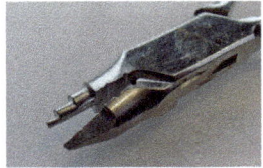

Figuur 6.290

TANGEN 5: KNIPTANG

Beschrijving
Zware tang met rechte scherpe bek.

Toepassing
Knippen van orthodontisch draad. Eventueel ook geschikt voor het afknippen van gebogen ankertjes van partiële kunstharsprotheses.

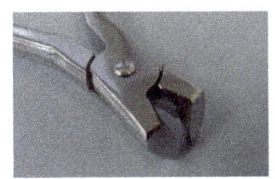

Figuur 6.291

TESTSTRIP (TST-STRIP)

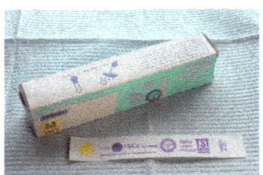

Figuur 6.292

Beschrijving
Papieren strip met kleurindicator.
De indicator verkleurt bij blootstelling aan voldoende hoge temperatuur (T) met stoom (S) gedurende voldoende tijd (T).

Toepassing
Controle van de werking van de autoclaaf gaat met deze TST-strips eenvoudig.
Elke week deze test uitvoeren en de teststrips bewaren ter verantwoording van het goed functioneren van de autoclaaf.

THERMAFILLOVEN

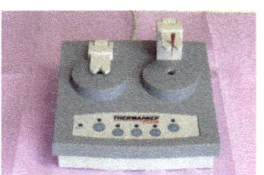

Figuur 6.293

Beschrijving
Voor het afvullen van endo's is een klein automatisch 'oventje' met houder voor thermafillstiften. Houder kan op-en-neer bewegen om de stift in en uit het oventje te halen.

Toepassing
Verwarmen van thermafillstiften. De guttapercha wordt daardoor week en voegt zich goed in de onregelmatige vorm van een wortelkanaal. De stift wordt met lichte druk tot op de juiste diepte geplaatst, waarna de kunststof kern wordt afgebroken of weggeboord.

THERMAFILLSTIFTEN

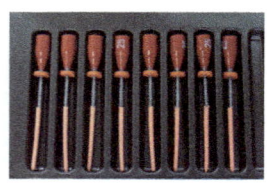

Figuur 6.294

Beschrijving
Guttapercha stift met harde kunststof kern die dient als drager voor het materiaal. In de gestandaardiseerde dikten te koop.

Toepassing
Vullen van gereinigde en geprepareerde wortelkanalen.
Stift wordt voor het plaatsen op werklengte van het kanaal ingesteld en eerst gepast. Plaatsen met behulp van endocement; daarmee wordt een afdichting verkregen aan de wortelpunt.

THERMODESINFECTOR

Beschrijving
Medische vaatwasser voor het desinfecteren van instrumenten en gebruiksmaterialen met behulp van hitte (thermisch).
Thermische desinfectie verdient altijd de voorkeur boven chemische desinfectie.

Toepassing
Alles wat qua omvang en materiaal in de thermodesinfector kan en mag, *moet* erin.
Aluminium verdraagt het agressieve wasmiddel niet en vertoont al snel corrosie. Ook boortjes worden voldoende gedesinfecteerd in de thermodesinfector.

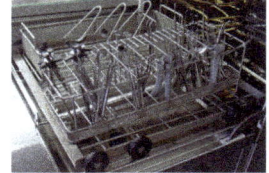

Figuur 6.295

THERUMOSPUITJES

Beschrijving
Disposable spuitjes voor gebruik met losse opzetnaalden. Verschillende inhoudsmaten zijn verkrijgbaar, van 1 tot 25 ml.
Meest gebruikte inhoudsmaat in de tandheelkunde is 10 ml.

Toepassing
Spoelen met natriumhypochloriet tijdens wortelkanaalbehandelingen, spuit met 10 ml inhoud. Wordt toegepast met een *blunt needle* (stompe naald) om prikaccidenten en beschadiging van het wortelkanaal te voorkomen.

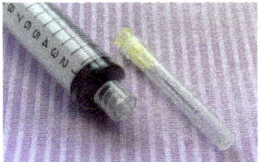

Figuur 6.296

THERUMONAALDEN

Beschrijving
Disposable naaldjes die met behulp van een bajonetvatting op de therumospuitjes te bevestigen zijn.

Toepassing
Bij gebruik van naalden in combinatie met natriumhypochloriet deze *niet van tevoren* monteren op gevulde hypochlorietspuiten omdat dan corrosie van het naaldje optreedt.

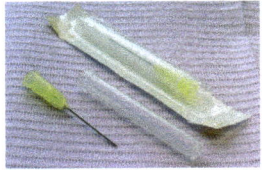

Figuur 6.297

TRAY (NORMTRAY)

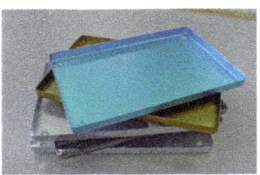

Figuur 6.298

Beschrijving
In aluminium of roestvrijstaal uitgevoerde rechthoekige tray. De normtrays hebben een gestandaardiseerde afmeting zodat alle units precies een of twee trays kunnen bevatten. Ook opbergkastjes zijn met deze standaardafmetingen uitgerust.

Toepassing
Logistiek zeer belangrijk onderdeel van de praktijk.
Kan van tevoren worden opgedekt met instrumenten en hulpmaterialen voor bepaalde typen behandeling.
Na gebruik bij voorkeur desinfecteren in de thermodesinfector (aluminium verdraagt deze behandeling helaas niet).

TRAY-INZET

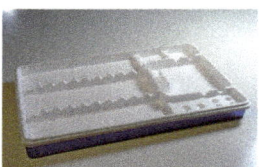

Figuur 6.299

Beschrijving
Plastic inzet voor normtrays (dispotray). De naam geeft al aan dat het een **disposable*** hulpmiddel betreft. Aparte vakjes maken een overzichtelijke indeling van instrumenten en materialen mogelijk.

Toepassing
Voor elke patiënt een nieuwe dispotray.
Om het volumeafval te beperken bij voorkeur de gebruikte trays in elkaar stapelen in de 'vuile' hoek van de sterilisatieruimte alvorens in de vuilniszak te deponeren.

TRAYPAPIER

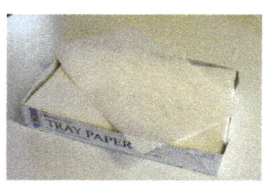

Figuur 6.300

Beschrijving
Dunne velletjes vloeipapier die onder het instrumentenrekje kunnen worden aangebracht. Geeft demping van het geluid als metalen instrumenten op de tray terechtkomen.

Toepassing
Inlegvel voor normtrays. Maakt een schone indruk maar heeft geen functie op hygiënegebied. De trays moeten immers toch in de thermodesinfector of anders geheel afgenomen worden met alcohol.

UITHARDINGSLAMP: ZIE LED EN HALOGEENLAMP

ULTRASOON 1: TRILBAD

Beschrijving
Elektrisch apparaat met metalen binnenbak voor vloeistof. Na inschakeling wordt een ultrasone trilling in de vloeistof opgewekt. Een uitneembare mand met aan weerszijden handvatten kan in de vloeistof worden gehangen. Voor kleine voorwerpen is een apart mandje van dun gaas beschikbaar. Via een tuitje aan de zijkant kan het apparaat worden geleegd.

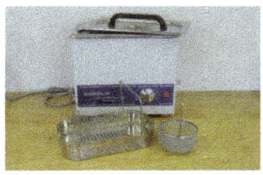

Figuur 6.301

Toepassing
Instrumenten die zich in de ultrasoon trillende vloeistof bevinden worden hierdoor ontdaan van (aangekoekte) materiaalresten. De gebruikte vloeistof hoeft niet per se desinfecterend te zijn, afwasmiddel werkt ook. De functie van de ultrasoon dient regelmatig gecontroleerd te worden op effectiviteit.

ULTRASOON 2: TANDSTEENVERWIJDERAPPARAAT (CAVITRON)

Beschrijving
Apparaat dat is ingebouwd in de unit of als los apparaat in de praktijk aanwezig is. De inserts bevatten een uit laagjes metaal opgebouwde staaf die na inschakelen van het apparaat een ultrasone trilling doorgeven aan de tip, het werkgedeelte van de insert. Het trilvermogen van de inserts neemt af met het aantal gebruiksuren en de tips worden minder effectief. Vervanging van de inserts is dan noodzakelijk.

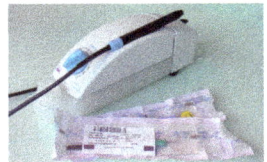

Figuur 6.302

Toepassing
Bij grote hoeveelheden tandsteen kan gebruik worden gemaakt van dit apparaat zonder dat veel handkracht en polsbewegingen van de behandelaar nodig zijn. Het tandsteen wordt als het ware stuk getrild en breekt los van de gebitselementen.
Een tweede toepassing is het met opzet los trillen van wortelstiften en gegoten restauraties die vervangen moeten worden.
Met een instelknop is de trillingsfrequentie te regelen.

ULTRASOON 3: UITHARDINGSAPPARAAT

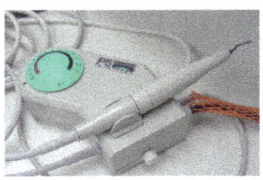

Figuur 6.303

Beschrijving
Apparaat dat ultrasone trillingen kan opwekken in het werktipje. Deze uitvoering is speciaal uitgerust met een peervormig opzetstukje.

Toepassing
Zonder waterkoeling treedt grote temperatuurstijging op van het tipje.
Hiervan wordt gebruikgemaakt bij het uitharden van glasionomeercement. Het cement wordt sneller hard en de kwaliteit is hoger. Met name de slijtvastheid neemt enorm toe door deze wijze van uitharding.
Wanneer de restauratie hard is, wordt de trilling als een hoog (irritant) geluid hoorbaar.

VASELINE

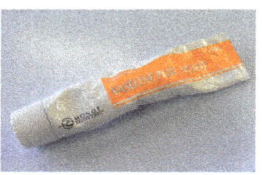

Figuur 6.304

Beschrijving
Neutrale vaseline. Een tube is hygiënischer dan een potje.

Toepassing
Lippen en mondhoeken van de patiënt insmeren alvorens cofferdam aan te brengen of disclosing vloeistof te gebruiken.

VIJLENSTANDAARD

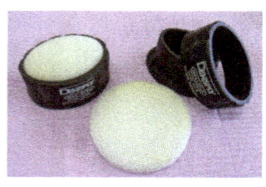

Figuur 6.305

Beschrijving
Endo★-hulpmiddel bestaande uit een keramiek bakje met een nauwkeurig eroverheen sluitende buitenrand. Tussen de dubbele wanden van het bakje kan een dun stukje schuimrubber worden gefixeerd.

Toepassing
Gebruiksklaar zetten van op de juiste lengte ingestelde **endovijlen**★. Gebruikte vijlen kunnen eenvoudig worden weggezet door ze in het sponsje te steken.

WANGHAAK 1: CHIRURGISCHE WANGHAAK

Beschrijving
Metalen instrument, plat massief of vervaardigd uit gebogen dik metaaldraad met afgeronde uiteinden, lengte is ongeveer 20 cm.

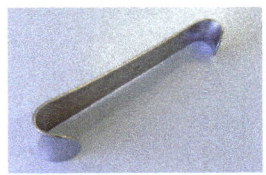

Figuur 6.306

Toepassing
Hulpmiddel bij operatieve ingrepen in de mond om de wang af te houden. Hierdoor is het werkterrein goed overzichtelijk te houden voor de behandelaar. Het instrument wordt stevig in de palmgreep gehanteerd om voldoende kracht te kunnen zetten.

WANGHAAK 2

Beschrijving
Plastic artikel met omgekrulde hoeken en stevig handvat. Ook verkrijgbaar in dubbele versie waarbij een ronde flexibele verbindingsboog de wanghaken tot één geheel maakt. In twee maten beschikbaar. Geschikt voor thermodesinfectie en autoclaveren tot 121°C.

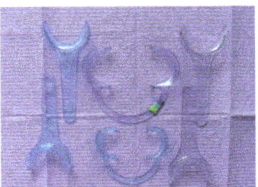

Figuur 6.307

Toepassing
Bij mondfotografie gebruikt om voldoende zicht en licht op de gebitselementen te verkrijgen. De dubbele versie blijft zonder hulp vanzelf op zijn plaats. Wordt ook gebuikt om het werkterrein droog te houden bij het plakken van orthodontische brackets of vervaardigen van composietrestauraties in het front.

Was

Beschrijving
*Materiaal op natuurlijke basis dat bij verwarming zacht(er), en bij afkoeling weer stug wordt. In verschillende hardheid verkrijgbaar. Meestal in de vorm van dunne plakken, zogenoemde wasplaten. De was kan met een scherp instrument worden 'gesneden'. Sommige soorten worden als kleine staafjes geleverd (**kleefwas***).*

Toepassing
Dicht bijten op een zacht stukje wasplaat geeft indrukken waar naderhand de gipsmodellen van de patiënt in geplaatst kunnen worden. Hiermee is de relatie van de onderkaak ten opzichte van de bovenkaak overgebracht (bij ingipsen van de modellen in een articulator).

Verder wordt (rode) was gebruikt voor waswallen om bij (gedeeltelijk) edentate patiënten de beethoogte vast te leggen.

WASBEET

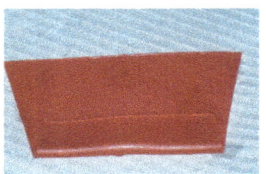

Figuur 6.308

Beschrijving
Voorgesneden stukje was met een iets grotere breedte dan de tandboog. In het front is de was een keer dubbelgevouwen.

Toepassing
Vastleggen van de relatie van de onder- en bovenkaak door het inbijten van de wasbeet.
De omgeslagen strook in het front zorgt ervoor dat bij het dicht bijten aan de stand van de incisieven goed te controleren is of er op de juiste manier is dicht gebeten.

WASMES

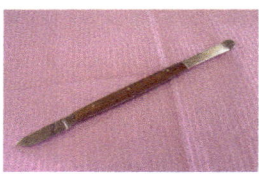

Figuur 6.309

Beschrijving
Stevig instrument met spits toelopende snijkant en ronde, hol gebogen zijde aan het andere uiteinde.

Toepassing
Snijden van wasplaten.
Na verhitting met spiritusbrander kan de holle zijde worden gebruikt voor het modelleren van was, bijvoorbeeld voor correctie van in was opgestelde prothese-elementen.

WASPLATEN

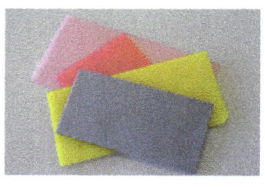

Figuur 6.310

Beschrijving
1 Grijze was (Alminax), stugge en breekbare wasplaten.
2 Gele was, een zeer zachte pasteuze was.
3 Rode was (Tenatex), een soepele stevige wassoort.
4 Roze was (Moyco), een harde wassoort, niet buigzaam bij kamertemperatuur, de wasplaten breken snel.

Toepassing
1 Veel toegepast voor het maken van wasbeten.
2 Verhogen van randen van afdruklepels om een goede indruk van

de processus alveolaris te kunnen krijgen. Dit is noodzakelijk bij afdrukken voor orthodontische behandelingen.

3 Gebruikt voor wasbeten, hoewel er te makkelijk vervorming kan optreden tijdens het vervoer naar het tandtechnisch laboratorium. Verder in gebruik voor prothesewerk: beet bepalen en opstellen in was.

4 Meest betrouwbare wassoort voor het vervaardigen van wasbeten.

WATERBAD 1

Beschrijving

Metalen bak met instelbare thermostaat.
Water in de bak dient vrij te blijven van micro-organismen! De temperatuur van het water kan tot enorme (zeer ongewenste) bacterieproliferatie leiden.
Aan het eind van de werkdag het water 5 minuten opkoken. Elke week verschonen en wanneer langer dan 24 uur geen gebruik wordt gemaakt van het waterbad: leeggooien en droog wegzetten.

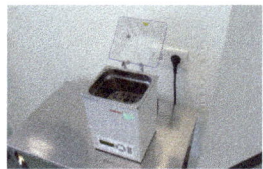

Figuur 6.311

Toepassing

Het waterbad wordt op praktijkdagen constant op temperatuur gehouden door de thermostaat. De was(beet) kan heel gelijkmatig zacht worden, zodat het dicht bijten van de patiënt niet wordt verstoord door ongelijke krachten links en rechts.
Wasplaten en wasbeten moeten met een schone pincet geplaatst en uitgenomen worden.

WATERBAD 2

Beschrijving

Deze hydrocolloïd conditioner bestaat uit verschillende baden die elk een verschillende temperatuur hebben, afhankelijk van de fase van de behandeling.

Toepassing

Verwarming van hydrocolloïd is noodzakelijk om het materiaal de juiste vloei-eigenschappen te geven voor het nemen van een precisieafdruk.
Alleen verpakt hydrocolloïd mag in de waterbaden worden verwerkt; dus niet eerst de lepel vullen en die laten opwarmen. Dit geeft te veel bacteriegroei in het water.

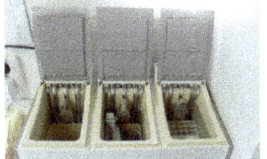

Figuur 6.312

WATERSLANG

Beschrijving
Dunne flexibele slang van disposable of steriliseerbaar materiaal. De ene zijde bestaat uit een dun opzetstukje en het andere eind bevat een stevige holle naald met daarachter een vloeistofreservoir.

Toepassing
De holle naald wordt ingebracht in de infuusfles met steriele fysiologisch-zoutoplossing. De slang wordt naar de fysiodispenser geleid. Van daaruit wordt het steriele hoekstuk met de juiste druk van koelwater voorzien.

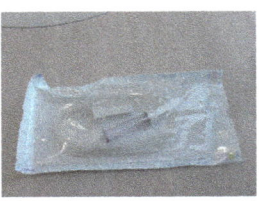
Figuur 6.313

WATERSPUIT

Beschrijving
Metalen, volledig demonteerbare spuit met groot vloeistofreservoir. De spuit bevat een inwendige veer waardoor er geheel automatisch vloeistof wordt opgezogen als de tip onder water (fysiologisch zout) wordt gehouden.

Toepassing
Met een steriele fysiologisch-zoutoplossing (in metalen waterbakje (**prothesebakje***)) wonden of chirurgisch werkterrein schoonspoelen.
De spuit geheel demonteren voorafgaand aan plaatsing in de thermodesinfector (en de autoclaaf).

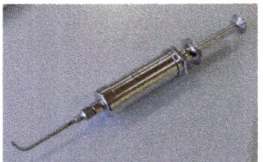
Figuur 6.314

WATERSTOFPEROXIDE

Beschrijving
Krachtig reinigende en blekende oplossing.
Kwaliteit gaat achteruit door de inwerking van daglicht. Altijd in donkere fles bewaren. Bij voorkeur kleine verpakkingen in verband met snelle veroudering van de vloeistof.
Bijtende stof die in onverdunde vorm niet in aanraking mag komen met het mondslijmvlies.

Toepassing
Als 3%-oplossing in gebruik voor het uitspoelen van geïnfecteerde wonden. Daarvoor wordt met een gelijke hoeveelheid warm water een verdunning van 1,5% gemaakt.

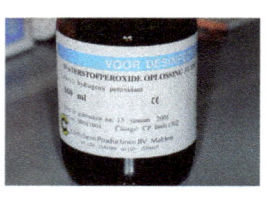
Figuur 6.315

Hogere concentraties worden in de tandartspraktijk gebruikt voor het bleken van gebitselementen.

WATTENPELLETS

Beschrijving
Zeer kleine wattenbolletjes. Ook steriel verkrijgbaar.
Compact geperst tot een stevig mini-'blokje' of wat losser als katoenen bolletje leverbaar.

Toepassing
Voor het drogen van of verwijderen van cementresten uit de pulpakamer na een endo voordat tot (tijdelijke) restauratie wordt overgegaan.

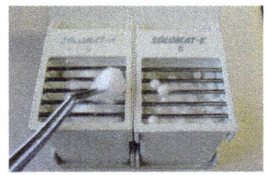

Figuur 6.316

WATTENROLLEN 1: KLEINE WATTENROLLEN

Beschrijving
Katoenen wattenrollen in verschillende dikten.

Toepassing
Werkgebied droog houden tijdens preparatie en restauratie van de gebitselementen.
Bij intraorale röntgenopnamen waarbij instelapparatuur wordt gebruikt, kan soms een betere inschietrichting worden bewerkstelligd door eerst een wattenrol occlusaal te plaatsen voordat de patiënt dicht bijt.

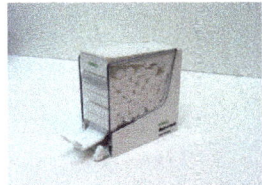

Figuur 6.317

WATTENROLLEN 2: PAROTIS WATTENROLLEN

Beschrijving
Lange wattenrollen met stevige buigbare plastic kern. In verschillende lengten en dikten verkrijgbaar, afhankelijk van de leeftijd van de patiënt of de beschikbare ruimte in de mond.

Toepassing
Wanneer de parotis wattenrol in het midden wordt dubbel geknikt, kan deze vestibulair de speekselvloed van de glandula parotis (oorspeekselklier) opvangen.
In geringe gebogen vorm kan dit type wattenrol aanvullend linguaal

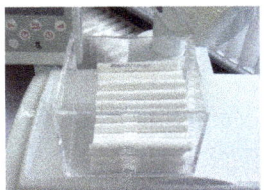

Figuur 6.318

onder de tong worden aangebracht of diep in de omslagplooi ter hoogte van de frontelementen.

Een voorraad parotis wattenrollen dient stof- en spatvrij te worden bewaard in een handsfree te bedienen bewaarbox.

WEDJETS

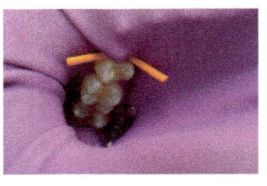

Figuur 6.319

Beschrijving
Zachte, elastische stukjes 'draad' met een doorsnede van ca. 2 mm.

Toepassing
Deze wedjets worden gebruikt om cofferdam interdentaal te fixeren onder het contactpunt.

WIGGEN

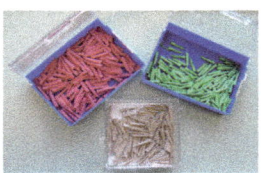

Figuur 6.320

Beschrijving
Kleine, spits uitlopende, in doorsnede driehoekige hulpmiddelen. Vervaardigd van hout of plastic.
Verschillende dikten hebben doorgaans een eigen kleur.

Toepassing
Indien aangebracht tussen twee gebitselementen roept het zijwaartse spanning op waardoor de elementen iets uit elkaar wijken. Bij het vervaardigen van een composietrestauratie kan daardoor een stevig contactpunt worden gerealiseerd. Daarnaast heeft de wig als functie om tijdens de preparatie een geplaatste **matrix*** cervicaal te fixeren.

WONDHAAK

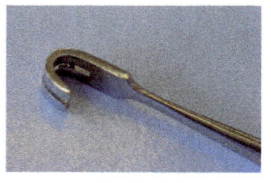

Figuur 6.321

Beschrijving
Metalen instrument met lang, stevig handvat en gebogen, smal, scherp geklauwd werkgedeelte.

Toepassing
Bij chirurgische ingrepen is het wondbed overzichtelijk open te spreiden met deze wondhaak.

WORTELSTIFTEN

Beschrijving
Gladde, cementeerbare confectiestiften vervaardigd van metaal/titanium (Parapost®) of koolstof (Snowlight®).
Per fabrikant wordt een set precisieboren meegeleverd om de stiften perfect te laten passen in het wortelkanaal.

Toepassing
Plaatsing in brede wortelkanalen als verankering van de plastische opbouw die eroverheen vervaardigd gaat worden.

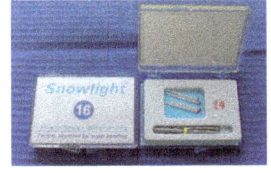

Figuur 6.322

WORTELTANGEN

Beschrijving
Stevige tangen, qua vorm gelijkend op extractietangen. Het enige verschil bestaat erin dat bij worteltangen de punten van de bek sluiten als de tang maximaal is dichtgeknepen (bij een extractietang blijft de bek openstaan).

Toepassing
Verwijderen van wortelresten die niet ver van het alveolaire bot zijn afgebroken.
De worteltang voor bovenmolaren kan vanwege de spitse bek op veel overige plaatsen worden toegepast voor het pakken van reeds geluxeerde (loszittende) wortelresten.

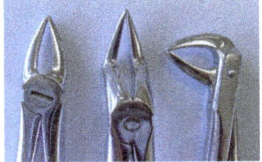

Figuur 6.323

ZANDSTRALER

Beschrijving
Krachtige poedervernevelaar die op de perslucht van de unit aangesloten moet worden.

Toepassing
Voor het opruwen van oppervlakken en verwijderen van cementresten van metalen restauraties.

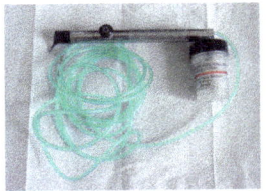

Figuur 6.324

DEEL III
BEGELEIDENDE TEKST BIJ DE KORTE FILMFRAGMENTEN OP CD

Ter oriëntatie:
De verfilmde onderwerpen zijn gekozen als korte introductie van enkele basishandelingen bij het assisteren. Voor een volgende uitgave in deze serie Basiswerk AG wordt afhankelijk van de ervaringen met dit filmmateriaal overwogen om een groter aantal instructiefilms aan te bieden.

7 Toelichting bij filmfragmenten

Bij deze uitgave ontvangt u op een aparte cd ook tien filmfragmenten. In dit hoofdstuk worden zij stuk voor stuk toegelicht.

7.1 Voorbereiden unit voor patiëntenbehandeling

Verzamelen van alle instrumenten en materialen op een schone plek in de praktijkkamer.
Vervolgens worden de disposables aangebracht: hoofdsteunzak, afzuigers, sleeve om de uithardingslamp en eventueel een plastic bekertje bij het spittoon, indien aanwezig.
Schone tip van de driefunctiespuit (of disposable tip) wordt gemonteerd.
Hoekstukken worden aangekoppeld.
Instrumenten worden op volgorde klaargelegd op de behandeltray.
Voor de eerste patiënt op een werkdag moeten de meerfunctiespuit en hoekstukken gedurende 2 minuten worden doorgespoeld. Daarna worden ze voor elke volgende behandeling 20 seconden doorgespoeld.

7.2 Ergonomie

Om een goede uitgangspositie te kunnen aannemen tijdens het assisteren moet de beenpositie van de teamleden zo gekozen worden dat ze zo dicht mogelijk bij de behandelstoel kunnen aanschuiven. Hiertoe zijn drie beenopstellingen mogelijk, afhankelijk van de zogenoemde uurspositie die de behandelaar inneemt:
1 Omdijing: de benen van de assistente omsluiten de benen van de behandelaar.
2 Ritssluiting: de benen van de assistente en de behandelaar zijn in een dubbele V in elkaar geschoven.
3 Parallelzit: de benen van de assistente bevinden zich in gesloten positie parallel aan die van de behandelaar.

In dit fragment is verder te zien hoe de assistente optimaal gebruikmaakt van de draaifunctie en de wieltjes van haar stoeltje. Zo blijft de rug recht en werken de handen binnen de normale werkafstand, zonder te rekken of te strekken.

7.3 Fourhanded werken

Hier wordt getoond hoe bij het aanbrengen van een composietrestauratie efficiënt gewerkt kan worden met behulp van *fourhanded dentistry*.

De behandelaar kan de ogen volledig op het werkveld gericht houden, omdat de assistente de behandelaar de instrumenten en materialen actief in de hand geeft.

Het aanbrengen van primer en bonding geschiedt door het bakje met de betreffende vloeistoffen dicht bij de mond van de patiënt aan te bieden. Het oranje klepje wordt opengeschoven als er materiaal nodig is en direct aansluitend weer gesloten tot een volgend moment waarop de behandelaar (extra) primer of bonding vraagt.

7.4 Afzuigen in de bovenkaak

Een speekselzuiger (altijd) achter in de mond voorkomt het 'vollopen' van de mond en dient tevens om de wang opzij te houden, zodat de assistente goed zicht voor zichzelf kan bereiden.

De nevelafzuiger moet zo dicht mogelijk bij de spraykoeling afzuigen om aërosolvorming te beperken. Dit is een belangrijke handeling in het kader van infectiepreventie.

Bij de toepassing van indirect zicht kan de spiegel van de behandelaar spatvrij worden gehouden, waardoor maximaal zicht blijft bestaan en de behandeling vlot kan verlopen zonder al te veel onderbrekingen om de spiegel te reinigen.

In de zijdelingse delen verdient het de voorkeur om in beide bovenkwadranten vanaf palatinaal af te zuigen. Een rechtshandige behandelaar zal in het 2^e kwadrant de mondspiegel namelijk buccaal willen plaatsen voor optimaal zicht. Wanneer de afzuiger zich ook buccaal bevindt, geeft distaal in de tandboog gestoei met de ruimte en verminderd zicht of een verminderde afzuigfunctie. De assistente kan de afzuiger met haar linkerhand vanaf palatinaal gebruiken om de behandelaar ruimte voor de mondspiegel te bieden aan buccaal.

7.5 Afzuigen in de onderkaak

Ook hier geldt dat de nevelafzuiger zo dicht mogelijk bij de spraykoeling moet zuigen om aërosolvorming te beperken.
De tong is meestal de belangrijkste tegenstander bij het afzuigen in de onderkaak. De assistente kan met behulp van een extra mondspiegeltje of de kleine speekselzuiger de tong afhouden van het werkterrein.
Bij werken in het front is aan te raden telkens een speekselzuiger achter in de mond te plaatsen. De behandeling hoeft dan zelden onderbroken te worden om achterin te zuigen.

7.6 Klaarmaken tofflemirespanner

In dit filmfragment wordt een tofflemire matrixspanner klaargemaakt voor gebruik in het 2^e en 4^e kwadrant. De kleinste diameter hoort cervicaal te zitten, dus aan de open zijde van de U-lus.
De uiteinden van de band worden naar elkaar toe gebogen en samengepakt tussen duim en wijsvinger. Ze worden vervolgens in de schuine uitsparing van de spanner gebracht en daar gefixeerd met de duim. De rest van de band kan nu in de kop van de spanner worden gevouwen. Daarna wordt de achterste schroef van de spanner aangedraaid om de band in deze positie vast te zetten.
Het bandje is in deze vorm geschikt voor een premolaar. Voor toepassing bij molaren moet de band een grotere diameter hebben vanwege de omvang van deze elementen.

7.7 Klaarmaken composiettipje

Composiet dat in tubes wordt geleverd, kan worden overgebracht in een zelfvulbare tip om het materiaal goed in de smalle diepe hoekjes van een caviteitspreparatie aan te brengen.
Het tipje wordt voorgesmeerd met de base van het adhesief. Tube en tipje altijd weer zo snel mogelijk afsluiten in verband met de inwerking van licht.

7.8 Mengen van afdrukmateriaal voor spuitafdruk kroonpreparatie

Werk altijd met schone of gedesinfecteerde handschoenen tijdens het verwerken van afdrukmaterialen.
De materialen dienen nauwkeurig in de juiste onderlinge verhouding te worden afgemeten volgens aanwijzingen van de fabrikant.

Ook de mengtijd en de verwerkingstijd aanhouden volgens voorschrift!
Mengen met een rechte flexibele spatel die vlak over het hele mengblok gestreken kan worden.
Eerst de pasta's door elkaar mengen met een roerende beweging, daarna stevig spatelen en het materiaal vlak uitspreiden, opnemen met de spatel en weer vlak uitsmeren op het mengblok. Hierdoor worden tijdens het mengen luchtbellen in het mengsel voorkomen. Geen enkel deel van het mengsel mag nog de oorspronkelijke kleur hebben van de base of de activator.

Bij het vullen van de afdrukspuit zorgvuldig te werk gaan om de spuit aan de buitenzijde zo schoon mogelijk te houden.
Na het vullen de vuldop met een schuivende beweging afnemen en de plunjer plaatsen. Duw deze aan totdat in de tip afdrukmateriaal verschijnt.

De plunjer direct na de omspuiting uit de spuit halen. Na volledige uitharding van het materiaal de binnenzijde schoonmaken met een rager; de overige onderdelen schoonvegen met een tissue en het mengblad verwijderen. (Spuittipje weggooien en de andere onderdelen in de thermodesinfector reinigen.)

7.9 Opruimen na de behandeling

Na de behandeling worden de volgende opruimwerkzaamheden verricht:
- demonteren anesthesiespuit: naald en carpule in de naaldenbeker als gevaarlijk afval;
- verwijderen disposables;
- samen met overig afval in de (handsfree) prullenbak stoppen;
- vuil instrumentarium afvoeren naar sterilisatieruimte;
- handalcohol voor desinfectie handschoenen;
- gehele unit reinigen met alcohol.

Bij aansluitend klaarmaken voor de volgende patiënt: handschoenen uitdoen, handen desinfecteren met handalcohol en schone disposables aanbrengen.

7.10 Inladen hand- en hoekstukreiniger (Kavo lifetime)

De vuile hand- en hoekstukken en Sonicflex-opzetstukken worden na elk gebruik bij een patiënt van de unit afgekoppeld en naar de sterilisatieruimte gebracht. Wanneer er genoeg hand- en hoekstukken zijn verzameld voor een volledige vulling van het apparaat worden ze in de betreffende machine geplaatst.

Elk instrument moet daarvoor op een passende koppeling (adaptor) worden geklikt. Daarna wordt het volle rekje in de thermodesinfector gehangen.

In dit apparaat worden de instrumenten gereinigd, thermisch gedesinfecteerd en tot slot gesmeerd.

Register

aangehechte gingiva 16
aanhechtingsverlies 52
achterhoofdsbeen 28
adhesief 44
a-lijn 27
alveole 16
Angle-classificatie 24
angulus mandibulae 29
antrum 30
apex 17
apexificatie 40
approximale vlakken 21
arteria 36
arteria carotis 36
arteria carotis externa 36
arteria carotis interna 36
articulatie 22

beet, diepe 23
beet, open 23
bifurcatie 17
bitewing 44
bloedvat 36
bovenkaak 28
bucca 21
buccale vlak 21

capsula articularis 31
cavum nasi 27
cavum oris 27
cervicale deel 18
cervix 18
contactpunt 22
corpus mandibulae 29
cortex 29
crista 18
crowding 25
cuspidaat 14

dentine 15
diasteem 25
diepe beet 23
disclosing vloeistof 53
discus articularis 31
distale vlak 21

edentaat 13
endodontologie 40
epiglottis 27
extirpatie 40
extraorale röntgenopname 45

fissuur 18
foramen mandibulae 29
foramen mentale 29
fossa 18
frameprothese 43
freeway space 23
frenulum 27
furcatie 17

gantologie 41
gebit, gemutileerd 13
gebit, melk- 13
gebit, volwassen 13
gebit, wissel- 13
gedifferentieerde tandarts 39
gelaatsspier 33
gemutileerd gebit 13
gerondotologie 40
gewrichtskapsel 31
gingiva 16
 –, aangehechte 16
 –, marginale 16
glandula 38
glandula parotis 38
glandula sublingualis 38

glandula submandibularis 38
glazuur 15

hard verhemelte 27
headgear 42
huig 27

immediaatprothese 44
implantologie 41
incideren 21
incisale rand 18
incisief 14
infrapositie 23
interdigitatie 23
intraorale röntgenopname 44

jukboog 28

kaakgewricht 31
kaakhoek 29
kaakholte 30
kaakkopje 29
kaakwal 29
kauwspier 33
keelamandelen 27
keelbeentje 28
keelholte 27
kindertandheelkunde 41
knobbel 18
kroon 18
kroon- en brugwerk 44
kruisbeet 22

labiale vlak 21
labium 21, 27
lingua 21, 27
linguale vlak 21
lip 27
luchtpijp 27

mandibula 28
marginale gingiva 16
maxilla 28
mediaanlijn 21
medisch specialist 39
melkgebit 13
mesiale vlak 21
migratie 25
molaar 14
mondbodemspier 33
mondholte 27

muceus 38
mucosa 16
musculus 33
musculus buccinator 33
musculus geniohyoideus 33
musculus masseter 33
musculus mylohyoideus 33
musculus orbicularis oris 33
musculus pterygoideus lateralis 33
musculus pterygoideus medialis 33
musculus temporalis 33

nervi alveolares superiores 37
nervus 37
nervus alveolaris inferior 37
nervus lingualis 37
nervus mandibularis 37
nervus maxillaris 37
nervus ophthalmicus 37
nervus trigeminus 37
neusbeen 28
neusholte 27, 30

occluderen 21
occlusale vlak 21
oesophagus 27
omdijing 193
onderkaak 28, 29
oorspeekselklier 38
opbeetfoto 44
open beet 23
OPT 45
orale vlak 21
orthodontie 42
orthopantomogram 45
os 28
os frontale 28
os hyoideum 28
os mandibulare 28
os maxillare 28
os nasale 28
os occipitale 28
os pariëtale 28
os temporale 28
os zygomaticum 28
ostium 21
overbeet 23
overbite 23
overjet 23
overkappingsprothese 44

palatinale vlak 21
palatum 21
palatum durum 27
palatum molle 27
parallelzit 193
parodontium 16
parodontiumstatus 42, 53
parodontologie 42
pharynx 27
plaatprothese 43
plaquescorediagram 53
pocketstatus 53
premolaar 14
preventieve tandheelkunde 43
processus alveolaris 29
processus condylaris 29, 31
processus coronoideus 29
prothetiek 43
pulpaholte 19
pulpahoorn 19
pulpakamer 19
pulpakanaal 19
pulpaweefsel 15
pulpotomie 40

radiculaire deel 17
radix 17
ramus mandibulae 29
restauratieve tandheelkunde 44
ritssluiting 193
röntgenologie 44
röntgenopname 44
röntgenschedelprofielfoto 45
rotatie 25
RSP 45

sagittale relatie 23
sereus 38
sinus maxillaris 30
slaapbeen 28
slagader 36
slokdarm 27
snijtand 14
solo 44
spacing 25
specialist, medisch 39

speekselklieren 38
spongiosa 29
status praesens 52
strottenklepje 27
sulcus 16
suprapositie 23

tandarts, gedifferentieerd 39
tandhals 18
tandheelkunde
 –, preventieve 43
 –, restauratieve 44
tandkiemen 13
tandprotheticus 44
tandvervanging, uitneembaar 43
tandvlees 16
tofflemirespanner 195
tong 27
tongspier 33
tonsilla palatina 27
trachea 27
transversale relatie 22
trifurcatie 18
tuberculum articulare 31
two digit system 14

uitneembare tandvervanging 43
uvula 27

vena 36
verhemelte, hard 27
verhemelte, zacht 27
verticale relatie 23
vestibulaire vlak 21
vestibulum 21
volwassen gebit 13
voorhoofdsbeen 28

wandbeen 28
wisselgebit 13
wortel 17
wortelcement 15
wortelvlies 16

zacht verhemelte 27
zygoma 28

GPSR Compliance
The European Union's (EU) General Product Safety Regulation (GPSR) is a set of rules that requires consumer products to be safe and our obligations to ensure this.

If you have any concerns about our products, you can contact us on

ProductSafety@springernature.com

In case Publisher is established outside the EU, the EU authorized representative is:

Springer Nature Customer Service Center GmbH
Europaplatz 3
69115 Heidelberg, Germany

www.ingramcontent.com/pod-product-compliance
Ingram Content Group UK Ltd.
Pitfield, Milton Keynes, MK11 3LW, UK
UKHW062306230426

12049UKWH00005B/117